AF463705

ÉCOLE SUPÉRIEURE DE PHARMACIE DE PARIS

DES ACIDES OXYPHÉNYLSULFUREUX

ET

DES OXYPHÉNYLSULFITES

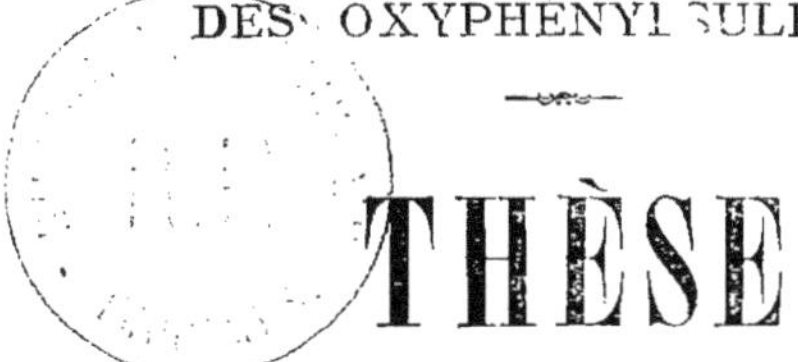

THÈSE

POUR OBTENIR LE

DIPLOME DE PHARMACIEN

DE PREMIÈRE CLASSE

Présentée et soutenue le février 1874

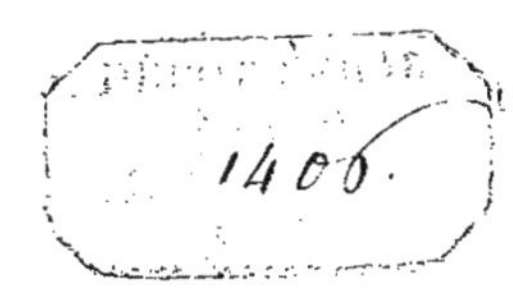

PAR

Octave GONDARD

Ex-Interne des hôpitaux de Paris (1er Interne, concours de 1872),
Lauréat des hôpitaux (concours de 1873),
Membre de la Société d'émulation pour les sciences pharmaceutiques

Né à Livry (Seine-et-Oise).

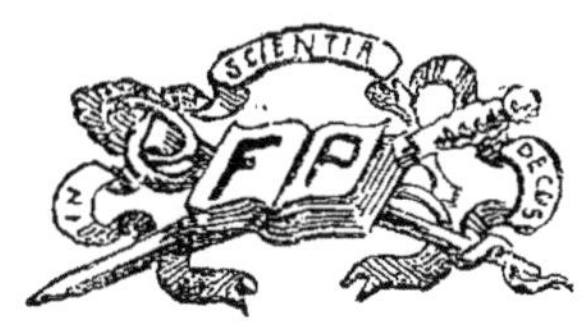

PARIS

F. PICHON, LIBRAIRE-EDITEUR

14, RUE CUJAS, 14

1874

ÉCOLE SUPÉRIEURE DE PHARMACIE
DE PARIS

MM. CHATIN, Directeur.
BUSSY, Directeur honoraire.

ADMINISTRATEURS

MM. CHATIN, Directeur.
BERTHELOT, Professeur titulaire.
PLANCHON, Professeur titulaire.

PROFESSEURS

MM. CHATIN	Botanique.
BERTHELOT	Chimie organique.
MILNE-EDWARDS	Zoologie.
BUIGNET	Physique.
CHEVALLIER	Pharmacie galénique.
PLANCHON	Histoire naturelle des médicaments.
BOUIS	Toxicologie.
BAUDRIMONT	Pharmacie chimique.
X	Chimie inorganique.

PROFESSEURS DÉLÉGUÉS DE LA FACULTÉ DE MÉDECINE

MM. BOUCHARDAT.
GAVARRET.

PROFESSEUR HONORAIRE

M. CAVENTOU.

AGRÉGES EN EXERCICE

MM. L. SOUBEIRAN.
RICHE.
BOURGOIN.
MM. JUNGFLEISCH.
LE ROUX.
MARCHAND.

M. CHAPELLE, *Secrétaire.*

NOTA. *L'École ne prend sous sa responsabilité aucune des opinions émises par les candidats.*

A MON PÈRE, A MA MÈRE

Témoignage de ma reconnaissance.

A MES FRÈRES, A MA SŒUR

A MES PARENTS

A MES AMIS

A MONSIEUR PERSONNE

Pharmacien en chef de l'hôpital de la Pitié,
Chef des travaux chimiques à l'École supérieure de Pharmacie de Paris.

A MONSIEUR LE DOCTEUR MÉHU

Pharmacien en chef de l'hôpital Necker,
Licencié es sciences physiques.

PRÉPARATIONS

Chimiques

Valérianate d'ammoniaque.
Poudre d'étain.
Sulfure de sodium cristallisé.
Chlorure d'antimoine.
Iodure rouge de mercure.

Galéniques

Teinture de rhubarbe.
Pommade mercurielle double.
Sirop de guimauve.
Résine de scammonée.
Vinaigre antiseptique.

INTRODUCTION

L'acide phénique, comme les alcools, jouit de la propriété de se combiner aux acides pour former des composés comparables, jusqu'à un certain point, aux éthers.

Dans ce travail nous ne nous occuperons que de l'action d'un seul acide, l'acide sulfurique sur le phénol. En Allemagne cette question a déjà été traitée, mais à un point de vue différent de celui auquel je me suis placé. En effet, MM. Kékulé et Solommanoff s'en sont occupés au point de vue scientifique. Mon but était plus modeste, car je n'ai en vue que la préparation de l'acide oxyphénylsulfureux et de ses sels. MM. Freund, Menzner, ainsi que MM. Guy, Creuse, Prescott, A. B. Lyons, ces derniers en Amérique, ont bien préparé quelques-uns d'entre eux, mais ils ne sont pas toujours d'accord pour leur mode d'obtention et indiquent des sels jouissant de propriétés différentes, quoique portant même nom.

Ce sont ces divergences qui m'ont engagé à reprendre leur étude, leur mode de préparation. Je ne me suis pas seulement borné à obtenir les sels déjà décrits : j'en ai préparé quelques-uns qui n'avaient pas encore été indiqués, tels que ceux de fer, de mercure, etc., et pour les autres, mes recherches me font arriver quelquefois à des formules différentes de celles données jusqu'alors. Avant de commencer l'étude et la préparation de l'acide et de ses sels, je ferai l'histoire des acides oxyphénylsulfureux ; j'indiquerai les travaux de MM. Kékulé, Solommanoff, Engelhardt et Latschinow.

Puis j'arriverai à ce qui fait l'objet principal de ma thèse, savoir : l'ACIDE OXYPHÉNYLSULFUREUX, sa préparation, ses principales propriétés. Je parlerai ensuite des oxyphénylsulfites en général, et j'examinerai en dernier lieu la préparation et les caractères de chacun d'eux.

Ce travail sera donc divisé en trois parties :

I. HISTOIRE DES ACIDES OXYPHÉNYLSULFUREUX.

II. DE LA PRÉPARATION DE L'ACIDE OXYPHÉNYLSULFUREUX.

III. DES OXYPHÉNYLSULFITES.

Je ne puis terminer sans remercier M. Méhu qui m'a indiqué ce sujet de thèse et a guidé mes premières recherches, ainsi que M. Personne pour les excellents conseils qu'il a bien voulu me donner, et la bienveillance avec laquelle il a mis son laboratoire à ma disposition.

DES ACIDES OXYPHÉNYLSULFUREUX

ET

DES OXYPHÉNYLSULFITES

CHAPITRE PREMIER

HISTOIRE DES ACIDES OXYPHÉNYLSULFUREUX

Lorsqu'on traite le phénol par l'acide sulfurique, on obtient deux acides sulfoconjugués selon que l'on emploie de l'acide monohydraté ou un mélange d'acide monohydraté et d'acide fumant.

La synonymie de ces composés est très-difficile, car les auteurs ont donné le même nom à des acides tout différents, ou désigné le même acide sous divers noms. On a donné les noms suivants au composé qui résulte de l'action de l'acide hydraté : *acide phénylsulfurique* (Laurent), *phénolsulfurique* (Berthelot, Kékulé), *sulfophénique* (Bardy et Dusart), *oxyphénylsulfureux* (Solommanoff), *oxyphénylsulfurique* (Menzner). Quant à celui qui résulte de l'action du mélange de l'acide monohydraté avec l'acide fumant sur le phénol, on lui a donné les noms d'*acide phényldisulfurique* et d'*acide oxyphényldisulfureux*.

Ces différents noms proviennent de ce que les auteurs n'envisagent pas ces acides sous le même aspect. Ainsi M. Berthelot considère le premier comme un éther dans lequel l'acide phénique joue le rôle d'alcool et il explique sa formation par l'équation suivante :

$$C^{12} H^{6} O^{2} + S^{2} O^{6}, H^{2} O^{2} = C^{12} H^{4} (S^{2} O^{6}, H^{2} O^{2}) + H^{2} O^{2},$$

aussi l'appelle-t-il *phénolsulfurique* et en fait-il l'analogue de l'acide éthylsulfurique

$$C^{4} H^{4} (S^{2} O^{6}, H^{2} O^{2}).$$

M. Solommanoff ne l'envisage pas ainsi. Il le compare à l'acide iséthionique ou oxyéthylènesulfureux

$$C^{4} H^{2} \left\{ \begin{array}{l} S^{2} O^{6} H \\ H O^{2}, \end{array} \right.$$

et lui donne alors la formule

$$C^{12} H^{4} \left\{ \begin{array}{l} S^{2} O^{6} H \\ H O^{2} \end{array} \right.$$

aussi l'appelle-t-il acide *oxyphénylsulfureux*, le considérant comme un éther de l'acide sulfureux ; c'est ce dernier nom que nous avons adopté dans le courant de ce travail.

Nous verrons cependant qu'il semble exister un acide phénylsulfurique semblable, quant à sa constitution, à l'acide éthylsulfurique.

Il donne à l'acide *oxyphényldisulfureux* la formule

$$C^{12} H^{3} \left\{ \begin{array}{l} (S^{2} O^{6} H)^{2} \\ H O^{2}. \end{array} \right.$$

On peut donc les considérer comme résultant de la substitution du groupe $S^2 O^6 H$ à 1 ou 2 atomes d'hydrogène du radical $C^{12} H^5$ du phénol.

Nous ne nous occuperons que de l'acide oxyphénylsulfureux.

DE L'ACIDE OXYPHÉNYLSULFUREUX

Laurent (1) est le premier qui indiqua que lorsque l'on mêle de l'acide sulfurique et de l'acide phénique, ils se combinent pour donner un acide sulfoconjugué qu'il appela *phénylsulfurique*. La température du mélange s'élève, dit-il, et, si l'on a ajouté assez d'acide sulfurique, après vingt-quatre heures de contact, l'eau que l'on y verse n'en précipite plus rien. En saturant avec du carbonate de baryte à l'aide de l'ébullition, filtrant et évaporant, on obtient une masse cristalline que l'on purifie en la dissolvant dans l'alcool à l'aide de la chaleur. En décomposant ce sel par l'acide sulfurique, filtrant et évaporant dans le vide, on obtient l'acide phénylsulfurique à l'état sirupeux.

M. Kékulé (2), qui s'occupa ensuite de cette question, obtint non un seul acide, mais deux isomères. Il opéra de la façon suivante : il fit un mélange d'acides sulfurique et phénique et l'abandonna à lui-même pendant plusieurs semaines. Il constata qu'il renfermait presque exclusivement la variété qu'il appela acide *méta-oxyphénylsulfureux* tandis que le reste était constitué par l'autre variété à laquelle il donna le nom d'acide

(1) *Ann. de chim. et de phys.*, 1841, [3] III, p. 203.

(2) *Bull. de la Soc. chim.*, 1867, 2e sem., p. 199.

para-oxyphénylsulfureux. Il le chauffa longtemps à 100 degrés : il vit que la quantité d'acide *para* augmentait de plus en plus et que le produit final en était presque entièrement composé. De plus, lorsqu'on évapore au bain-marie de l'acide *méta* séparé de l'un de ses sels, il finit par se transformer complétement en acide *para*. La séparation de ces acides ne présente pas, dit-il, de difficultés, car leurs sels diffèrent par la forme et la solubilité.

Il établit leur isomérie par les faits suivants : si l'on traite le sel de potasse de l'un ou l'autre de ces acides, en présence de la potasse caustique et de l'alcool, par l'iodure d'un radical alcoolique, on remplace H appartenant au groupe HO^2 par ce radical, et l'on obtient les éthyloxyphénylsulfites, les méthyloxyphénylsulfites, etc. :

$$C^{12}H^4 \left\{ \begin{array}{l} O^2\ (C^2H^5) \\ S^2O^6H \end{array} \right. \qquad C^{12}H^4 \left\{ \begin{array}{l} O^2\ (C^2H^3) \\ S^2O^6H \end{array} \right.$$

Chaque modification donne un éther correspondant. Il en tire une autre preuve de l'action de la potasse fondue sur chacun d'eux. De même que l'acide benzinosulfurique dans ces conditions donne du phénol en échangeant le groupe S^2O^6H contre HO^2 :

$$C^{12}H^4 \left\{ \begin{array}{l} H \\ S^2O^6 \end{array} \right. \qquad C^{12}H^4 \left\{ \begin{array}{l} H \\ HO^2, \end{array} \right.$$

de même les acides oxyphénylsulfureux échangent S^2O^6H contre HO^2, et l'on a :

$$C^{12}H^4 \left\{ \begin{array}{l} HO^2 \\ S^2O^6H \end{array} \right. \qquad C^{12}H^4 \left\{ \begin{array}{l} HO^2 \\ HO^2 \end{array} \right.$$

L'une des modifications, l'acide *méta*, donne de la *pyrocatéchine*, et l'autre, l'acide *para*, de la *résorcine*.

M. Kékulé avait cherché à obtenir une troisième modification que la théorie indiquait, laquelle, traitée par la potasse fondue, devait lui donner de l'*hydroquinone*, mais il ne put y arriver. Ce fut M. Solommanoff (1) qui l'obtint. Il appela ces trois acides α, β, γ-*oxyphénylsulfureux*.

Pour les préparer, il abandonne un mélange de **100 p.** de phénol pour 90 d'acide sulfurique pur pendant plusieurs jours à lui-même. Après ce temps, il dissout le produit dans l'eau, enlève l'acide sulfurique par le carbonate de baryte et neutralise, après filtration, par le carbonate de potasse. Le liquide neutralisé est évaporé. Les premières cristallisations renferment surtout le sel α, les suivantes sont très-riches en sel β et les dernières contiennent le sel γ. On les sépare les uns des autres par une série de cristallisations successives.

Ils n'ont pas la même solubilité, et, de plus, la façon dont ils se comportent vis-à-vis de certains réactifs permet de les caractériser.

Nous verrons au sujet des sels de potasse que M. Solommanoff est parvenu à préparer trois acides sulfoconjugués du phénol, mais qu'ils ne jouent pas tous le même rôle. Les acides α et γ ont des réactions qui les montrent comme biatomiques et comparables à l'acide iséthionique,

$$C^4H^4 \left\{ \begin{array}{l} S^2O^6H \\ HO^2 \end{array} \right. \qquad C^{12}H^4 \left\{ \begin{array}{l} S^2O^6H \\ HO^2, \end{array} \right.$$

c'est-à-dire qu'on peut les considérer comme des éthers

(1) *Bull. de la Soc. chim.*, 1870, 1er sem., p. 159.

d'acide sulfureux ; aussi M. Solommanoff les a-t-il désignés sous le nom d'acides α et γ-oxyphénylsulfureux. Le troisième, l'acide β, n'a pas une constitution bien déterminée. M. Kékulé, par de l'action de la potasse fondue sur son sel de potasse, a bien obtenu de la résorcine, ce qui ferait admettre la formule,

$$C^{12}H^{4}\left\{\begin{array}{l}S^{2}O^{6}H\\HO^{2},\end{array}\right.$$

comme pour les acides γ et α ; mais, si on le traite par le chlorure de benzoyle, il ne donne pas d'acide chloroxyphénylsulfureux,

$$C^{12}H^{4}\left\{\begin{array}{l}S^{2}O^{6}H\\O^{2}(C^{14}H^{5}O^{2}),\end{array}\right.$$

comme le font les deux autres.

De sorte que MM. Engelhardt et Latschinow ne pouvant y prouver l'existence du groupe HO^2 supposent que c'est le véritable acide phénylsulfurique,

$$S^{2}O^{8}\left\{\begin{array}{l}C^{12}H^{5}\\H,\end{array}\right.$$

analogue à l'acide éthylsulfurique.

MM. Dusart et Bardy (1), d'autre part, ont obtenu un dérivé sulfoconjugué du phénol dont la constitution paraît analogue à celle de l'acide éthylsulfurique.

En effet, chauffé à 180 degrés, il donne du phénate d'éthyle et de l'acide sulfurique ; avec l'aniline, il four-

(1) *Diction. de chimie pure et appliquée* (Ad. Wurtz), t. III, p. 917.

nit de la diphénylamine, avec le cyanure de potassium du benzonitrite, etc. Ces réactions tendent à identifier l'acide de ces deux derniers avec l'acide β de M. Solommanoff; mais, d'un autre côté, il est à remarquer que cet acide β ne peut se produire qu'à froid, tandis que MM. Dusart et Bardy le forment à une température de 160 degrés. Il reste donc là un point à éclaircir.

CHAPITRE II

DE LA PRÉPARATION DE L'ACIDE OXYPHÉNYLSULFUREUX

Nous venons de voir qu'il existait trois acides oxyphénylsulfureux désignés sous les noms de α, β, γ : l'acide α correspond à l'acide *para* et l'acide β à l'acide *méta* de M. Kékulé. Comme ce dernier se transforme en acide α lorsqu'on le chauffe ou qu'on l'évapore au bain-marie après l'avoir séparé de l'un de ses sels, il est évident, comme nous avons employé la chaleur pour préparer notre acide, que nous ne pourrons avoir ce dernier ou, tout au moins, que sa proportion sera peu considérable.

Quant à l'acide γ, M. Solommanoff ne parle que de son sel de potasse ; il est le plus soluble des trois, dit-il, et s'il précipite à froid par le sous-acétate de plomb, comme le sel α, il en diffère en ce que le précipité se dissout par la chaleur, ce qui n'a pas lieu avec le premier.

L'acide que j'ai préparé, saturé par le carbonate de potasse, m'a permis d'obtenir ces deux sels avec les caractères indiqués plus haut. Il était donc constitué au moins par un mélange d'acides α et γ, car il pouvait contenir une quantité plus ou moins considérable d'acide β, aussi lui donnerai-je simplement le nom d'*acide oxyphénylsulfureux*. Nous allons maintenant indiquer sa préparation.

Lorsqu'on mélange de l'acide sulfurique du commerce avec de l'acide phénique liquéfié par une douce chaleur, on observe une élévation de température très-forte (le thermomètre monte à 120 degrés en opérant avec 400 grammes d'acide phénique), et le tout finit par former un liquide homogène, complétement soluble dans l'eau si la quantité d'acide sulfurique est suffisante. Il y a donc combinaison. Nous avons vu qu'on obtenait ainsi de l'acide oxyphénylsulfureux.

Dans quelles proportions faut-il employer chacun de ces corps? Faut-il opérer à la température ordinaire? Quelle est la plus convenable pour déterminer la combinaison?

Les auteurs qui se sont occupés de cette question ne sont pas d'accord.

M. Omar Guy (1) conseille de mélanger uu équivalent de chacun d'eux, c'est-à-dire des poids presque égaux (94 d'acide phénique et 98 d'acide sulfurique), de chauffer au bain de sable pendant 10 à 15 minutes, puis de laisser refroidir.

M. Menzner (2) indique aussi de prendre des équivalents égaux et de chauffer au bain-marie à 100 degrés.

M. Prescott (3) chauffe 98 d'acide phénique et 112,8 d'acide sulfurique à 140 degrés pendant une demi-heure.

M. Solommanoff (4) abandonne à lui-même, pendant plusieurs jours, un mélange de 100 p. d'acide phénique pour 90 d'acide sulfurique.

M. Creuse (5) conseille de mélanger 18 p. d'acide phénique et 60 p. d'acide sulfurique, c'est-à-dire un équivalent du premier avec un peu plus de 3 équivalents du

(1) *Am. Journ. of pharm.*, t. xlii, p. 209.
(2) *Annalen der Chemie und pharm.*, t. CXLIII, p. 175.
(3) *Procedings Am. pharm. Assoc.*, 1871, p. 550.
(4) *Bull. de la Soc. chim.*, 1870, 1er sem., p. 159.
(5) *Am. Journ. of pharm.*, t. xliii, p. 10.

second. Il fait fondre l'acide phénique, ajoute l'acide sulfurique peu à peu et abandonne le tout pendant quelque temps dans un endroit chaud.

On voit donc que ces différents chimistes ne s'accordent pas entre eux. La théorie indique bien que la réaction se passe entre équivalents égaux de chacun de ces deux acides, mais il était présumable que de l'eau étant mise en liberté, ainsi que l'indique l'équation suivante :

$$C^{12} H^{6} O^{2} + S^{2} O^{6}, H^{2} O^{2} = C^{12} H^{6} O^{2}, S^{2} O^{6} + H^{2} O^{2},$$

il faudrait, de même que dans la préparation de l'acide éthylsulfurique, employer un peu plus d'acide sulfurique qu'elle n'en indique.

Pour me rendre compte des proportions qui seraient les plus convenables afin de perdre le moins possible les deux corps réagissants, j'ai versé dans des flacons, des quantités d'acide sulfurique qui, pour un même poids d'acide phénique, étaient de plus en plus considérables. Ainsi, pour 25 grammes d'acide phénique, j'ai mis en présence 25, 30, 35, 40, 45, 50 grammes d'acide sulfurique, et j'ai étiqueté les flacons 1, 2, 3, 4, 5, 6. Afin de pouvoir aussi me rendre compte de l'influence de la température à laquelle était porté le mélange, j'ai fait deux séries de flacons; j'ai abandonné l'une d'elles à la température du laboratoire (15° à 20°) et j'ai porté l'autre à 140 degrés pendant une demi-heure. J'ai désigné les flacons de la seconde série par les numéros 1 *bis*, 2 *bis*..., 6 *bis*.

Voici ce que j'ai observé :

1° *Relativement à la couleur*. — Lorsqu'on mélange de l'acide sulfurique chimiquement pur à de l'acide phénique cristallisé, incolore, il se produit une légère coloration rose, aussi tous les flacons de la première série ont-ils une légère teinte d'œillet. Quant à ceux de la deuxième série, leur teinte est plus foncée; elle est devenue brune. L'action a donc été plus énergique.

2° *Relativement à l'odeur.* — Les flacons de la première série possédaient tous, le lendemain, sauf le n° 6, l'odeur de l'acide phénique et elle était d'autant plus prononcée que la quantité d'acide sulfurique était plus faible.

Ceux de la série *bis* se trouvaient dans le même cas, mais l'odeur était un peu moins prononcée; le flacon 6 *bis* avait, lui aussi, perdu toute odeur.

Deux jours après cet examen, il n'y avait rien de changé pour les flacons 1, 1 *bis*, 2, 2 *bis*, 3, 3 *bis*, 4, 5; le flacon 4 *bis* ne possédait plus qu'une très-faible odeur d'acide phénique et le flacon 5 *bis* avait perdu celle qu'il avait.

Douze jours après 1, 1 *bis*, 2, 2 *bis*, 3 sentaient toujours fortement l'acide phénique ; 3 *bis*, 4, 4 *bis* ne le sentaient qu'à peine; quant à 5 il avait perdu toute odeur. Douze autres jours après il n'y avait plus d'odeur que pour les flacons 1, 1 *bis*, 2, 2 *bis*, 3 *bis*, et encore pour ce dernier c'était à peine appréciable.

3° *Relativement à la consistance.* — Le lendemain, tous les flacons des deux séries étaient complétement liquides sauf le flacon 1 *bis* dont le contenu était pris en une masse compacte formée par de petits cristaux enchevêtrés les uns dans les autres ; le flacon 2 *bis* commençait à cristalliser et dans le flacon 3 *bis* des cristaux se montraient à la surface.

Trois jours après, on remarquait que le flacon 2 *bis*

était complétement cristallisé et que des cristaux apparaissaient dans le flacon 1 ; leur quantité avait augmenté dans le 3 *bis*.

Douze jours après, on voyait des cristaux dans le 4 *bis*, le 5 *bis*.

Concluons donc de ce qui précède que lorsque l'on met en présence de l'acide phénique avec de l'acide sulfurique, pour un même poids du premier, la combinaison se fait d'autant plus rapidement que l'on emploie une plus grande quantité du second, et plus vite à 140 degrés qu'à la température ordinaire.

En conséquence, pour préparer l'acide oxyphénylsulfureux, afin de faire entrer le plus possible d'acide phénique en combinaison en mettant en présence la plus petite quantité d'acide sulfurique possible, j'ai adopté les proportions suivantes :

Acide phénique cristallisé	25 p.
— sulfurique à 66 degrés	35 p.

On fait fondre l'acide phénique, on le verse dans un matras et l'on y ajoute ensuite l'acide sulfurique. On agite pour opérer la combinaison.

La température du mélange s'élève, le liquide se colore et prend une teinte vineuse pâle. On chauffe le matras au bain de sable à 140 degrés pendant une demi-heure et on l'y laisse refroidir. On obtient ainsi de l'acide oxyphénylsulfureux impur.

Le produit possède encore une faible odeur d'acide phénique, mais elle disparaît dans les traitements ultérieurs destinés à préparer soit les oxyphénylsulfites, soit l'acide oxyphénylsulfureux pur.

Quelques auteurs comme MM. Omar Guy, Lyons (1), ont obtenu des sels ayant une odeur rappelant celle de l'acide phénique. Cela tient simplement à ce qu'ils avaient employé des équivalents égaux des deux acides. En opérant ainsi, ils ne perdaient que peu d'acide sulfurique, mais une certaine quantité d'acide phénique restait libre.

M. Prescott conseille, avons-nous vu, de chauffer à 140 degrés pendant une demi-heure, des poids égaux d'acides phénique et sulfurique. Ayant dosé l'acide sulfurique resté libre, il n'en trouve que 5 pour 100. D'après la quantité d'acide combiné, il en déduit celle de l'acide phénique, et en trouve seulement 88. Il en était donc resté 12 pour 100 de libre, ce qui constitue une perte assez sensible.

Je pense, par suite, qu'il est préférable d'élever la proportion d'acide sulfurique; c'est le seul moyen d'avoir des sels inodores, et de plus il a moins de valeur que l'acide phénique.

Cette odeur d'acide phénique imprégnant ses sels avait préoccupé M. Prescott, aussi avait-il indiqué plusieurs moyens pour s'en débarrasser. Il conseille, soit de traiter l'acide impur par de l'éther, et cela jusqu'à ce que ce dernier n'ait plus d'odeur, ce qui me semble un moyen peu pratique et assez dispendieux, soit de faire cristalliser plusieurs fois les oxyphénylsulfites, ce qui complique la préparation.

Comme nous l'avons vu, si on abandonne l'acide impur à lui-même, dans le matras où on l'a préparé, au bout de deux ou trois jours, on voit apparaître des

(1) *Am. Journ. of pharm.*, t. XIII, p. 508.

cristaux et leur quantité augmente de plus en plus, si bien qu'au sixième ou huitième jour, presque toute la masse est cristallisée. Ces cristaux sont assez volumineux, incolores, quoique le liquide soit d'un rouge brun. Ils sont très-hygrométriques ; est-ce dû à leur nature, ou à ce qu'ils sont imprégnés d'acide sulfurique ? Je ne sais, car j'ai essayé vainement de les en débarrasser, soit en les mettant entre des briques poreuses (au bout de 10 à 15 minutes ils étaient complétement fondus), soit en les dissolvant dans l'eau et essayant de refaire cristalliser l'acide; si, dans le but de concentrer la solution, on vient à la chauffer au bain-marie, elle brunit de plus en plus et dégage des vapeurs d'acide phénique. J'ai renoncé à ce mode opératoire et me suis servi du moyen que j'indiquerai tout à l'heure afin d'avoir de l'acide oxyphénylsulfureux pur.

Le liquide qui résulte du mélange des acides phénique et sulfurique, tel que nous en avons indiqué la préparation, est un mélange d'acides oxyphénylsulfureux, sulfurique et phénique. Ce dernier ne se trouvant qu'en petite quantité et s'éliminant naturellement par suite des opérations nécessaires pour obtenir l'acide oxyphénylsulfureux pur ou ses sels, nous n'avons pas à nous en préoccuper.

Pour se débarrasser de l'acide sulfurique en excès, il y a plusieurs moyens :

1° On peut saturer exactement par du carbonate de baryte de telle façon que la liqueur filtrée ne précipite ni par l'eau de baryte, ni par l'acide sulfurique; tout l'acide sulfurique en excès est éliminé à l'état de sulfate de baryte.

2° On sature complétement au moyen du carbonate

de baryte ; on obtient du sulfate de baryte qui se précipite, et de l'oxyphénylsulfite de baryte qui reste en solution. Il n'y a plus qu'à filtrer la liqueur et à la décomposer par de l'acide sulfurique étendu au 1/10. Ce procédé, comme le précédent, exige un assez grand nombre d'essais. C'est celui qu'indique Laurent.

3° On emploie le carbonate de plomb pour saturer l'acide impur : le sulfate formé ainsi que le carbonate en excès sont séparés par le filtre ; on obtient ainsi une solution d'oxyphénylsulfite de plomb. Il n'y a plus qu'à décomposer ce dernier par un courant d'hydrogène sulfuré. Pendant cette opération la solution se décolore, et l'on obtient une solution d'acide oxyphénylsulfureux incolore ou très-légèrement teinté en jaune paille. Ce procédé me semble le plus commode. Pour éviter l'action de l'air sur l'hydrogène sulfuré qui reste en solution dans la liqueur, il faut opérer dans des matras ou dans des ballons, et de plus, lorsque la décomposition est complète, l'évaporer au fur et à mesure de sa filtration. Il faut, dans ce procédé comme dans les deux précédents, étendre l'acide impur de 5 à 6 fois son volume d'eau distillée, avant de traiter par le carbonate.

M. Freund (1) sature l'acide impur avec du carbonate de cuivre et décompose par l'hydrogène sulfuré.

Une fois la solution d'acide pur obtenue, il faut la concentrer d'abord au bain-marie, puis, lorsqu'elle est arrivée à l'état sirupeux, sous une cloche en présence de l'acide sulfurique. On obtient alors, lorsque la concentration est suffisante, des paillettes incolores, non

(1) *Rép. de chim. pure*, 1862, p. 274.

déliquescentes, d'acide oxyphénylsulfureux ; on les sépare du liquide au milieu duquel elles se sont formées, et on les place sur des briques poreuses. Lorsqu'elles sont sèches, on les enferme dans un flacon bien bouché.

M. Menzner (1) qui prépare cet acide par ce procédé, n'a jamais pu obtenir, dit-il, qu'une masse cristalline rougeâtre et déliquescente.

Laurent (2) l'indiquait comme incristallisable.

L'acide oxyphénylsulfureux cristallise donc en paillettes incolores, solubles dans l'eau, l'alcool, insolubles dans l'éther, le chloroforme, inodores, inaltérables à la lumière. Il se décompose vers 130° c. en prenant une teinte rosée.

Action de la chaleur.—Si l'on chauffe une dissolution assez étendue d'acide oxyphénylsulfureux, elle commence à bouillir à 100° ; il passe de l'eau à la distillation avec une très-petite quantité d'acide ; mais, par suite de la concentration, la température s'élève peu à peu, la quantité d'acide distillant augmente, et, vers 130°, sa décomposition commence. Le liquide brunit un peu et prend l'odeur de l'acide phénique. Il y a donc dédoublement. En effet, l'on voit deux liquides se condenser dans le récipient : l'un, limpide comme de l'eau, incolore, possédant l'odeur de l'acide phénique, et le second, huileux, possédant cette odeur à un degré bien plus prononcé.

La température du liquide de la cornue monte de plus en plus ; tant qu'on n'a pas dépassé 190° c. les choses se passent de la même façon ; cependant le liquide brunit davantage et devient de plus en plus

(1) *Ann. de chim. et de phys.*, 1841, [3] III, p. 203.
(2) *Ann. der chem. und. pharm.*, t. CXLII, p. 175

épais. Une fois arrivé à cette température, de l'acide sulfureux ayant commencé à se dégager et le liquide étant devenu visqueux, j'ai arrêté l'opération, et, après refroidissement, ai dissout dans l'eau ce qui restait. J'ai obtenu de cette façon une solution très-brune, n'ayant aucune odeur.

J'avais donc ainsi retiré trois produits : l'un limpide, incolore, l'autre huileux, insoluble dans l'eau, à odeur d'acide phénique, légèrement jaunâtre, et enfin un troisième, brun-noirâtre, d'une couleur très-intense, soluble dans l'eau, puisqu'il résulte d'une dissolution dans ce véhicule, sans odeur, et provenant d'un commencement de décomposition pyrogénée de l'acide oxyphénylsulfureux.

J'ai examiné chacun de ces liquides; voici leurs caractères :

Le premier était acide au tournesol, précipitait par le chlorure de baryum, surtout celui recueilli à partir de 150°; le précipité était insoluble dans l'acide azotique; il y avait donc de l'acide sulfurique mis en liberté. Si l'on venait à verser dans ce liquide quelques gouttes de perchlorure de fer, il se manifestait immédiatement une belle coloration violette : nous verrons que c'est un des caractères de l'acide oxyphénylsulfureux. Évaporé à siccité dans une capsule de platine, il a donné un résidu charbonneux qui brûla petit à petit en dégageant de l'acide sulfureux. Il était donc formé d'acide oxyphénylsulfureux et d'une certaine quantité d'acide sulfurique.

Le second produit est de l'acide phénique : il en a l'odeur, est acide au papier de tournesol. Ilest insoluble dans l'eau, soluble dans l'acide sulfurique, et la solution est miscible en toutes proportions à l'eau. Si l'on vient à y verser quelques gouttes de perchlorure de fer, il n'y a pas de coloration rose ni violette. Mais si au lieu d'ajouter l'eau aussitôt après sa solution dans l'acide sulfurique, on ne l'ajoute que douze heures après, et si l'on y verse les quelques gouttes de perchlorure de fer, la coloration violette se manifeste. Je l'ai traité par l'acide nitrique : il s'est formé de l'acide picrique.

Quant au troisième produit, il est acide au tournesol, précipite le chlorure de baryum, ce qui indique la présence de l'acide sulfurique, ne se colore pas en violet avec le perchlorure de fer ; donc absence d'acide oxyphénylsulfureux. Si l'on vient à le chauffer dans une capsule de platine, il perd d'abord l'eau qui a servi à le dissoudre, puis il se dégage de l'acide sulfureux, et finalement on obtient un charbon volumineux, très-poreux, qui brûle à son tour sans laisser de résidu.

Action de l'hydrogène naissant. — M. Binder (1), espérant transformer l'acide phénique en benzine, soumit l'acide oyphénylsulfureux à l'action de l'hydrogène naissant en y ajoutant du zinc et chauffant successivement de 30 degrés à 150 degrés jusqu'à cessation de réaction, ce qui eut lieu au bout de dix heures. Il se dégagea H, S^2O^4, HS et une petite quantité d'une huile incolore qui n'était autre chose que du phénol. Le résidu noir et résineux de la cornue ayant été versé dans une capsule, il y ajouta une solution de sulfure de baryum et fit bouillir. La solution, qui était d'abord d'une couleur sale, prit une belle teinte rose, et, en même temps, il se dégageait de l'acide sulfhydri-

(1) *Répert. de chim. appliq.*, 1863, p. 56.

que et se précipitait du sulfate de baryte, du sulfure de zinc et une matière organique insoluble. La solution filtrée traitée par l'acide acétique ou chlorhydrique, laissa précipiter des flocons orangés qui, lorsqu'on les chauffe, s'agglutinent en une masse d'apparence résineuse et à légers reflets métalliques. On purifie ce corps en le redissolvant dans une solution alcaline et en l'en précipitant de nouveau par un acide. Ainsi préparé et séché, il se présente sous la forme d'une masse amorphe, de couleur foncée, présentant un léger reflet vert métallique. La poudre est rouge foncée ou orange lorsqu'on la regarde par transmission. Ce composé est soluble dans l'alcool, l'esprit de bois, peu dans l'eau froide, plus dans l'eau bouillante. Les solutions aqueuses teignent la laine, la soie, en orangé clair, qui, sous l'influence des alcalis, passe au rouge orange, au rouge pourpre et au rouge cramoisi. Ces couleurs ne sont pas solides. Toutes ces réactions font supposer à l'auteur que le composé formé dans ces conditions n'est que de l'acide rosolique plus ou moins pur, ou une modification.

Action du chlore. — MM. Kolbe et F. Gauhe (1) sont arrivés à substituer deux équivalents de chlore à deux équivalents d'hydrogène dans l'acide oxyphénylsulfureux, et ont ainsi obtenu l'acide *dichloroxyphénylsulfureux*. Pour cela, ils ont mélangé 10 p. d'oxyphénylsulfite de potasse avec 3 p. de chlorate de potasse et ont ajouté 22 p. d'acide chlorhydrique. Une réaction a lieu, et il se forme une bouillie cristalline. On purifie en lavant avec de l'alcool absolu et de l'éther, puis on

(1) *Bull. de la Soc. chim.*, 1869, 1er sem., p. 73.

fait cristalliser plusieurs fois dans l'eau bouillante. Ils ont alors obtenu le sel de potasse,

$$C^{12} H^3 Cl^2 KO^2, S^2O^6$$

cristallisé en écailles blanches, brillantes. Pour obtenir l'acide, ils décomposèrent le sel de potasse par l'acide sulfurique faible.

Cet acide cristallise dans le vide en tables ou prismes rhombiques, incolores, déliquescents.

Il donne deux séries de sels.

Action du brome. — M. Stenhofer (1) a pu de même, remplacer de l'hydrogène par du brome dans l'acide oxyphénylsulfureux, mais l'action n'est pas identique pour les acides *para* et *méta*. Avec l'acide *para*, il n'obtient qu'un acide bibromé ayant pour formule $C^{12} H^4 Br^2 O^2, S^2 O^6$, tandis qu'avec l'acide *méta*, il obtient, outre ce dernier, un acide monobromé, $C^{12} H^5 Br O^2, S^2 O^6$.

Lorsqu'on ajouter peu à peu, dit-il, une molécule de brome à une de para-oxyphénylsulfite de potasse, on voit disparaître le brome ; la solution s'échauffe et, si elle est concentrée, elle laisse déposer par le refroidissement une bouillie cristalline blanche formée de fines aiguilles. Les eaux mères en fournissent de nouvelles, puis des grains mamelonnés, des lamelles, de longues aiguilles groupées concentriquement. Tous ces cristaux constituent le même sel. L'acide libre de ce sel est cristallisé en petites tables rectangulaires, et est soluble dans l'eau, l'alcool, très peu dans l'éther. Il renferme de l'eau de cristallisation dont la détermination n'a pu

(1) *Bull. de la Soc. chim.*, 1871, 1er sem., p. 104.

être faite. Séché à 100 ou 105 degrés, il a pour formule,

$$C^{12} H^{4} Br^{2} O^{2}, S^{2} O^{6}.$$

Si maintenant on agit sur le méta-oxyphénylsulfite de potasse de la même façon, on obtient une masse cristalline jaune, puis des cristaux un peu moins colorés, mais ressemblant aux premiers.

L'acide obtenu du sel de plomb est comme pour l'acide para, de l'acide bibromé. Il est soluble dans l'éther, d'où il cristallise en aiguilles concentriques déliquescentes.

Les eaux mères du sel potassique primitif, fournissent des aiguilles colorées, qui constituent le sel potassique monobromé, $C^{12} H^{4} Br K O^{2}, S^{2} O^{6}$.

L'acide monobromé libre est très-soluble dans l'eau, et se dépose par évaporation dans le vide, à l'état d'une masse rougeâtre très-hygrométrique.

Action de l'acide azotique. — MM. Gauhe et Kolbe (1) sont aussi parvenus à introduire $Az O^{4}$ dans l'acide oxyphénylsulfureux. Ils ont vu que, lorsque l'on traitait de l'oxyphénylsulfite de potasse par de l'eau, de l'azotate de potasse et de l'acide sulfurique en poids égal à celui du salpêtre, si l'on mélange avec soin et si l'on chauffe dans une capsule de porcelaine jusqu'à ce qu'il y ait dégagement de gaz, il se développe peu de vapeurs rutilantes et il se dépose, dès le commencement de la réaction, des cristaux jaunes de mononitroxyphénylsulfite de potasse. Leur quantité augmente jusqu'à la fin. Ils purifient le sel en le traitant par

(1) *Bull. de la Soc. chim.*, 1869, 1er sem., p. 73.

l'alcool absolu et l'éther, et le font recristalliser dans l'eau. Il cristallise en aiguilles jaunes groupées en étoiles.

Ils obtiennent l'acide pur, $C^{12}H^{5}(AzO^{4})O^{9}$, $S^{2}O^{6}$, en décomposant le sel de potasse par l'acide sulfurique faible. Il forme des cristaux courts, incolores, déliquescents.

Si, au lieu d'agir avec de l'acide sulfurique et du nitrate de potasse sur l'acide oxyphénylsulfureux, on agit avec de l'acide nitrique à chaud, l'action est plus profonde ; l'on obtient alors de l'acide picrique. C'est du reste sur cette réaction qu'est fondée actuellement la préparation de cet acide.

Action du bioxyde d'azote. — M. Monnet (1), en exposant de l'acide oxyphénylsulfureux à un courant de AzO^{2} plus ou moins prolongé, obtient soit du rouge, du violet ou du bleu. Ces couleurs ne se fixent que médiocrement sur la fibre végétale, n'ont de stabilité qu'en présence des acides, jaunissent au contact de l'eau et passent au vert lorsqu'on ajoute de l'ammoniaque.

Action sur l'éther amyliodhydrique. — L'éther amyliodhydrique est attaqué par cet acide à une température de 130 degrés. On fait bouillir jusqu'à ce qu'il ne se dégage plus d'iode. Le résidu sirupeux devient jaune en présence des acides; les alcalis faibles développent un rouge rappelant le rouge d'aniline et ayant une grande analogie avec l'acide rosolique.

Action sur les métaux. — L'acide oxyphénylsulfureux attaque, en présence de l'eau, les métaux qui, avec l'acide sulfurique, donnent lieu à un dégagement

(1) *Journ. de pharm. et de chim.*, 3e série, t. XLI, p. 437.

d'hydrogène, comme Zn, Fe. Il se forme les oxyphénylsulfites correspondants, et nous verrons que c'est un des modes de préparation de ces sels.

Au contraire, si l'on met en présence des métaux qui, avec l'acide sulfurique, donnent lieu à un dégagement d'acide sulfureux comme Hg, Cu, il n'y a aucune action si l'on opère au-dessous de 100 degrés et à la pression extérieure. Il y aurait à voir ce qui pourrait se passer si l'on agissait dans des ballons scellés à une température de 120 à 130 degrés. Il est probable qu'il y aurait décomposition d'une partie, si ce n'est de tout l'acide oxyphénylsulfureux.

Quant à Sb, Sn, Pb, Bi, Ag, ils ne sont nullement attaqués.

Action sur les oxydes. — Il se combine aux oxydes pour former les sels correspondants. La combinaison est d'autant plus facile que les oxydes appartiennent à des sections inférieures. Ainsi la potasse, la soude, la baryte, la chaux saturent cet acide par simple mélange; la magnésie, l'oxyde de zinc, l'oxyde de plomb ont besoin de la chaleur pour l'activer. L'oxyde jaune de mercure s'y dissout aussi très bien à froid. Avec l'alumine, l'oxyde de bismuth, la saturation est très-difficile; il faut chauffer au bain-marie assez longtemps pour l'obtenir. Il dissout aussi les alcaloïdes comme la quinine, la morphine et donne les sels correspondants.

Action sur les carbonates. — L'acide oxyphénylsulfureux décompose tous les carbonates. On obtient les oxyphénylsulfites correspondants et l'acide carbonique se dégage.

Action sur l'albumine. — Cet acide jouit, comme

l'acide phénique, de la propriété de coaguler l'albumine, sans former de combinaison avec elle. Aussi, si l'on vient à plonger de la viande dans une solution au vingtième, elle blanchit aussitôt : au bout de 12 heures d'immersion, retirée et lavée pour enlever l'acide qui l'imprègne, elle jouit de la propriété, après avoir été séchée, de pouvoir se conserver sans altération.

Réactifs de l'acide oxyphénylsulfureux. — Le meilleur réactif, pour constater la présence de cet acide, est le perchlorure de fer. Si l'on vient à verser, dans une solution très-étendue de cet acide, une goutte ou deux de perchlorure de fer, il se produit aussitôt une belle coloration violette caractéristique Cette réaction se produit aussi avec les oxyphénylsulfites.

L'acide nitrique peut aussi servir de réactif. Nous avons vu que si l'on traitait à chaud de l'acide oxyphénylsulfureux par de l'acide nitrique il se produisait de l'acide picrique. D'après M. Prescott, une solution d'acide oxyphénylsulfureux à 1/50000, traitée à chaud par l'acide nitrique, puis saturée par la potasse, prend une teinte jaune très-nette si on la regarde sous une épaisseur de trois centimètres.

CHAPITRE III

DES OXYPHÉNYLSULFITES

Caractères. — Les oxyphénylsulfites sont tous cristallisés sauf celui de bioxyde de mercure, et encore verrons-nous que lorsqu'on le fait cristalliser sous une cloche en présence de l'acide sulfurique, c'est-à-dire très-lentement, il se forme des aiguilles cristallines. Ils sont inodores, généralement incolores : ceux qui sont colorés possèdent la teinte des sulfates correspondants. L'air et la lumière ne les altèrent pas lorsqu'ils sont purs et secs. Le sel de fer cependant s'oxyde légèrement en prenant une teinte ocreuse. Au contraire, lorsqu'il est en solution, cette dernière devient violette.

Ils sont tous solubles dans l'eau, plus à chaud qu'à froid; celui de mercure y est à peine soluble; l'alcool les dissout aussi, mais plus difficilement. Ils sont insolubles dans l'éther, le chloroforme.

Tous, sauf le sel de potasse, et celui d'ammoniaque contiennent de l'eau de cristallisation. Ils la perdent complétement à une température variant entre 130 degrés et 150 degrés. Si on les chauffe à une température plus élevée, ils se décomposent. L'oxyphénylsulfite de potasse peut cependant être porté à 220 degrés sans décomposition. Deux sels, ceux de chaux et de cuivre, jouissent de la propriété de cristalliser avec des quantités d'eau différentes.

Action de l'aniline sur les oxyphénylsulfites. —

MM. Dusart et Bardy (1) ont indiqué un procédé pour la préparation de quelques monamines secondaires de la série aromatique. Il consiste à chauffer la combinaison des phénols avec les acides en présence d'un excès de l'alcaloïde que l'on veut faire entrer en réaction, sous pression quand l'alcaloïde employé est d'une certaine volatilité, à la pression ordinaire quand la volatilité est plus faible et que ses affinités sont puissantes.

Ainsi, en chauffant un oxyphénylsulfite avec de l'aniline à une température de 220 degrés à 230 degrés, on obtient de la *diphénylamine*.

Ils donnent comme expression de la réaction l'équation suivante :

$$C^{12}\,H^{5}\,O^{2},\ S^{2}\,O^{6}\,H + C^{12}\,H^{7}\,Az = C^{24}\,H^{11}\,Az,\ S^{2}\,O^{6}.\ H^{2}\,O^{2},$$

c'est-à-dire que d'après eux le phénol perdrait l'hydroxyle qu'il contient, tandis que le résidu phénylique viendrait à remplacer un des atomes de l'hydrogène ammoniacal de l'aniline.

D'après MM. Ch. Girard et G. de Laire (2), cette réaction ainsi interprétée est en contradiction avec ce que l'on sait de la constitution du phénol et de celle de ses dérivés sulfoconjugués qui doivent être considérés comme résultant du remplacement d'un atome de H du résidu phénylique par le résidu sulfurique :

$$C^{12}\,H^{4} \left\{ \begin{array}{l} S^{2}\,O^{6}\,H \\ HO^{2}. \end{array} \right.$$

(1) *Bull. de la Soc. chim.*, 1er sem., 1871, p. 155.
(2) *Bull. de la Soc. chim.*, 1er sem., 1871, p. 312.

De plus, ils ont essayé de préparer de la diphénylamine par le procédé indiqué par MM. Dusart et Bardy et n'ont pu y parvenir.

1° Ils ont chauffé équivalents égaux d'oxyphénylsulfite de soude et d'aniline à 250 degrés en tube scellé pendant deux jours, et n'ont pu obtenir de diphénylamine. Le contenu du tube ne sentait pas l'ammoniaque.

2° Ils ont chauffé dans les mêmes conditions en présence d'un excès d'aniline. Ils ont obtenu un peu de diphénylamine et il s'est dégagé une odeur d'AzH^3.

3° Ils ont chauffé en vase clos à 250-280 degrés de l'oxyphénylsulfite d'aniline sans excès d'aniline. Il ne s'est pas formé de diphénylamine.

4° Dans les mêmes conditions que précédemment, mais avec excès d'aniline, ils ont obtenu de la diphénylamine et un dégagement d'AzH^3. Ils en concluent que la formation de la diphénylamine, dans la réaction décrite par MM. Dusart et Bardy, ne doit pas être attribuée à l'intervention des sulfodérivés du phénol, mais simplement à l'action de l'aniline sur un sel d'aniline.

En effet, s'il en était autrement, la monamine secondaire ne devrait pas prendre naissance seulement dans le cas où l'on emploie plusieurs molécules d'aniline pour une seule d'oxyphénylsulfite, mais elle devrait se former tout aussi bien lorsqu'on fait réagir les deux corps à nombre égal de molécules. Enfin, la production d'AzH^3 observée toutes les fois qu'il y a production de diphénylamine, l'absence d'AzH^3 concordant avec celle de la diphénylamine, montrent bien que le résidu phénylique qui remplace l'H ammoniacal de l'aniline vient d'une seconde molécule d'aniline et non point du phénol, car si c'était le phénol ou son sulfodérivé qui réagissait, il ne devrait pas y avoir de dégagement d'AzH^3. C'est du reste ce qu'admet l'équation de MM. Dusart et Bardy :

$$C^{12}H^4, (S^2O^6)(O^2H) + \left.\begin{matrix} C^{12}H^5 \\ H \\ H \end{matrix}\right\} Az = \left.\begin{matrix} C^{12}H^5 \\ C^{12}H^5 \end{matrix}\right\} Az + S^2O^6H^2O^2,$$

ce qui est contraire à l'observation.

Préparation.— On peut préparer les oxyphénylsulfites par plusieurs procédés :

1° L'un d'eux consiste à saturer l'acide oxyphénylsulfureux par un carbonate. Lorsque le carbonate est soluble, comme cela a lieu pour la potasse, la soude, on verse la solution alcaline dans celle de l'acide jusqu'à ce qu'il ne se dégage plus d'acide carbonique. Lorsque le dégagement est à peine appréciable, avec une petite bande de papier de tournesol on essaie de temps en temps si la saturation est effectuée. Du reste on en est averti par suite du fait suivant : lorsque l'acide est complétement saturé par le carbonate, si l'on vient à y verser quelques gouttes de la solution alcaline, on voit aussitôt la liqueur prendre une teinte brune ou rosée ; on n'a qu'à y verser quelques gouttes d'acide pour la faire disparaître. Il est donc facile d'apprécier le moment où tout l'acide est saturé. Ce fait est général, que l'on prenne un carbonate soluble ou insoluble. Je l'ai remarqué pour la magnésie, l'oxyde de zinc, la baryte, etc. Avec le carbonate de cuivre, le liquide, de bleu qu'il était, devient vert jaunâtre. Il y a donc avantage, afin d'obtenir dès la première cristallisation des sels moins colorés, à n'employer que la quantité de carbonate nécessaire à la saturation de l'acide.

2° On peut encore préparer les oxyphénylsulfites par double décomposition au moyen de l'oxyphénylsulfite de baryte et du sulfate dont on veut préparer le sel. Il se forme du sulfate de baryte que l'on laisse déposer, puis que l'on sépare par le filtre. Il n'y a plus qu'à évaporer et faire cristalliser. On pourrait encore se servir, au lieu du sel de baryte, de celui de chaux ou de plomb; mais, comme les sulfates de ces deux derniers sont un peu solubles, il est préférable d'employer l'oxyphénylsulfite de baryte.

3° Le zinc et le fer, ainsi que nous l'avons vu, étant attaqués par l'acide oxyphénylsulfureux en présence de l'eau, on peut préparer les sels de ces deux métaux par ce procédé. Il est très-commode. Pour cela, on place dans une capsule ou un ballon de la grenaille de zinc ou des pointes de Paris, selon le sel que l'on veut obtenir, et l'on y verse la solution d'acide. On chauffe au bain-marie pour faciliter la décomposition de l'eau. Lorsqu'il ne se dégage plus d'hydrogène et qu'il y a un excès du métal, la réaction est terminée; il n'y a plus qu'à filtrer et à concentrer au bain-marie pour faire cristalliser. Dans la préparation de ces sels on peut, lorsque la solution est étendue, la faire bouillir sans crainte de décomposer l'oxyphénylsulfite; mais lorsqu'elle est suffisamment concentrée, il est préférable ou de chauffer directement à feu nu, mais en ayant soin que le liquide ne puisse bouillir, ou mieux encore, de terminer la concentration au bain-marie afin d'éviter la décomposition du sel sur les parois de la capsule.

On voit que la solution est en état de pouvoir cristalliser par refroidissement lorsqu'en soufflant à sa surface on voit des cristaux se former.

Composition. — La formule générale des oxyphénylsulfites est $C^{12}H^5MO^2, S^2O^6 + n. aq.$ Nous allons indiquer quelle est la marche que nous avons suivie pour arriver au dosage de l'acide sulfurique, du carbone, de l'hydrogène et de l'oxygène. Quant aux procédés qui nous ont permis de doser le métal, nous les indiquerons en parlant de chaque sel en particulier, car il est évident qu'ils varient suivant les métaux auxquels on a affaire.

1° *Dosage de l'acide sulfurique.* — Pour doser l'acide sulfurique, je me suis servi du procédé reposant sur l'emploi d'un mélange de carbonate et de chlorate de potasse (8 p. du premier pour 1 p. du second sel).

Dans un premier dosage m'étant aperçu, en versant l'acide chlorhydrique pour saturer l'alcali, qu'il se dégageait une faible odeur de H S, due à ce qu'un peu de sulfate avait été réduit et transformé en sulfure, je pensai à verser du brôme dans la liqueur avant d'ajouter l'acide, afin d'oxyder ce sulfure. Lorsqu'il y en eut un excès, ce qui fut indiqué par la teinte jaune persistante que présenta la solution, je versai de l'acide chlorhydrique jusqu'à ce que la liqueur offrit une réaction acide au tournesol. Du brôme fut mis en liberté.

Je chauffai alors ma liqueur au bain-marie afin de chasser Br. Je ne pus y parvenir complétement : elle garda toujours une petite teinte jaune. A ce moment, j'y versai une solution de chlorure de baryum, afin de précipiter l'acide sulfurique.

Après avoir laissé refroidir pendant vingt-quatre heures, je filtrai pour séparer le sulfate de baryte, et je le lavai à l'eau bouillante. Je le fis alors sécher et le calcinai dans un creuset d'après la méthode ordinaire.

Je fis deux dosages, en me servant de l'oxyphénylsulfite de soude anhydre, et j'obtins les résultats suivants :

Poids de la matière employée :	Poids de BaO, SO^3 trouvé :	Poids de BaO, SO^3 théorique (1) :
0 gr. 818	0 gr. 9752	0 gr. 9724
0 gr. 945	1 gr. 128	1 gr. 123

La quantité x de SO^3, contenue dans ces poids p de sulfate de baryte, est donnée par la formule générale :

$$\frac{116{,}5}{40} = \frac{p}{x},$$

ce qui nous donne :

Poids de la matière employée :	Poids de SO^3 trouvé :	Poids de SO^3 théorique :
0 gr. 818	0 gr. 3348	0 gr. 3338
0 gr. 945	0 gr. 3872	0 gr. 3855

en prenant la moyenne nous obtenons pour 100 gr. :

100	40 gr. 95	40 gr. 79

La différence est de 0 gr. 16.

Elle tient probablement à la présence d'une très-petite quantité de sulfate dans le carbonate employé.

Avant de me servir de ce procédé de dosage, après avoir détruit la matière organique, soit au moyen du chlorate de potasse et de l'acide chlorhydrique, soit au moyen de la potasse et d'un courant de chlore, j'avais précipité l'acide sulfurique par le chlorure de baryum, mais, dans l'un comme dans l'autre cas, la quantité

(1) Les quantités théoriques ont été données par le calcul en admettant les formules indiquées pour chaque sel.

de sulfate trouvée a toujours été inférieure à celle indiquée par la théorie.

J'ai eu alors recours au procédé indiqué plus haut.

Dosage du carbone et de l'hydrogène. — Pour doser C et H, je me suis servi du chromate de plomb pour brûler la matière organique.

J'ai fait deux dosages et ai obtenu les résultats suivants, en rapportant à 100 gr. le poids de l'oxyphénylsulfite de soude anhydre employé.

	1re analyse :	2e analyse :	quantité théorique :
Carbone	36,65	36,66	36,73
Hydrogène	2,69	2,61	2,55

Pour la première analyse j'avais opéré sur 0,4815 de sel et pour la seconde sur 0,8452.

Dosage de l'oxygène. — Nous allons doser l'oxygène par différence.

Nous verrons, en parlant de l'oxyphénylsulfite de soude, que 3 gr. 888 de ce sel hydraté ou 3,2848 de sel anhydre ont donné à l'analyse 1 gr. 1865 de sulfate de soude.

La quantité de Na O contenue dans ce sulfate est de 0,518, et par suite, 100 gr. de sel anhydre en fourniront un poids x donné par l'équation suivante :

$$\frac{3,2848}{0,518} = \frac{100}{x} ;$$

d'où

$$x = 15,76$$

100 grammes de sel nous ont donc fourni les quantités suivantes :

C	36,66
H	2,61
NaO	15,76
S O³	40,95
	95,98

Le poids de l'oxygène contenu dans 100 grammes de sel est donc de :

$$\begin{array}{r} 100 \\ 95,98 \\ \hline 4,02 \end{array}$$

La formule $C^{12}H^{5}NaO^{2}, S^{2}O^{6}$ indique 4,081.

Nous pouvons du reste déduire la formule du sel des quantités trouvées.

En divisant par leurs équivalents les nombres donnés par l'analyse, nous avons :

C	6,11
H	2,61
NaO	0,50
S O³	1,02
O	0,50

et en multipliant par 2

C	12,22
H	5,22
NaO	1
S O³	2,04
O	1

La formule du sel est donc :

$$C^{12}H^{5}NaO\,O, S^{2}O^{6},$$

ou

$$C^{12}H^{5}NaO^{2}, S^{2}O^{6}.$$

Usages des oxyphénylsulfites. — Les oxyphénylsulfites ont jusqu'à ce jour été peu employés. Le docteur Samson a présenté à la Société médicale de Londres les oxyphénylsulfites de potasse, soude et magnésie. Il a relaté qu'après l'administration des oxyphénylsulfites, la quantité des sulfates augmente dans les urines et que l'haleine possède l'odeur de l'acide phénique. Il en a donné jusqu'à un drachme, lequel, s'il est complétement décomposé dans l'économie, correspond à peu près à 20 grains d'acide phénique.

M. John Wood a fait usage de l'oxyphénylsulfite de zinc qui lui a rendu d'utiles services dans le traitement de la gonorrhée, sous forme d'injections, à la dose de 0 gr. 20 à 0 gr. 40 par 30 gr. d'eau, dans le pansement des plaies et, en général, dans tous les cas où l'acide phénique est utile.

Dans l'*Annuaire* de Parisel (1864), se trouve une formule dans laquelle l'oxyphénylsulfite de manganèse est employé contre le catarrhe de la vessie :

Oxyphénylsulfite de manganèse	2 gr.
Tannin	1
Extrait de belladone	1
Eau	150

Nous allons maintenant faire l'histoire de chacun des oxyphénylsulfites que nous avons préparés.

OXYPHÉNYLSULFITES DE POTASSE $C^{12}H^{5}KO^{2},S^{2}O^{6}+naq$. — Nous avons vu que M. Solommanoff (1) avait réussi à préparer trois acides oxyphénylsulfureux qu'il a appelés α, β, γ. Chacun d'eux donne un sel de potasse

(1) *Bull. de la Soc. chim.*, 1870, 1er sem., p. 159.

particulier ; c'est sur leurs caractères et propriétés qu'il s'est basé pour différencier ces trois acides les uns des autres.

L'α-*oxyphénylsulfite de potasse* (*paraphénylsulfate* de M. Kékulé) a pour formule $C^{12}H^{5}KO^{2},S^{2}O^{6}$.

Il cristallise en feuillets hexagonaux. Il est le moins soluble des trois, n'est pas décomposable à 240 degrés. Avec le sous-acétate de plomb il donne un précipité insoluble dans l'eau bouillante.

Si on le traite par l'acide chlorosulfurique il donne de l'acide oxyphényldisulfureux,

$$C^{12}H^{3}\left\{\begin{array}{l}S^{2}O^{6}H\\S^{2}O^{6}H\\HO^{2}\end{array}\right.$$

Fondu avec de la potasse, il donne de la résorcine.

Avec l'aniline, on obtient un sel cristallisé en petites lamelles incolores, assez solubles dans l'eau, fusibles à 170 degrés en un liquide qui rougit facilement et distille vers 180 degrés en se décomposant en phénol et acide sulfanilique ou phénolsulfurique.

MM. Engelhardt et Latschinow (1) ont vu que si on faisait agir à 140 ou 150 degrés du chlorure de benzoyle en excès sur l'α-oxyphénylsulfite de potasse, il se dégageait de l'acide chlorhydrique, ainsi que l'excès de chlorure de benzoyle ; il reste une masse blanche qu'on lave à l'éther et qu'on fait cristalliser ensuite dans l'eau bouillante. On obtient ainsi des aiguilles

(1) *Bull. de la Soc. chim.*, 1867, 2e sem., p. 272.

peu solubles de *benzoyl-oxyphénylsulfite de potasse* par suite de la substitution du benzoyle à l'H typique du sel de potasse. L'équation de la réaction est la suivante :

$$C^{12}H^4 \left\{ \begin{array}{l} S^2O^6K + H^2O^2 + 2(C^{14}H^5O^2Cl) = \\ HO^2 \end{array} \right.$$

$$2HCl + C^{14}H^6O^4 + C^{12}H^4 \left\{ \begin{array}{l} S^2O^6K \\ (C^{14}H^5O^2)O^2 \end{array} \right.$$

Le β-*oxyphénylsulfite de potasse* (*méta-phénylsulfate* de M. Kékulé) cristallise de sa solution bouillante en aiguilles réunies en mamelons. A cet état il ne semble pas renfermer une quantité d'eau de cristallisation constante (on en a trouvé de 1 à 10 pour 100). Par l'évaporation spontanée de sa solution aqueuse, on l'obtient sous forme de longues aiguilles aplaties renfermant deux molécules d'eau de cristallisation. Il est efflorescent, fond de 235 à 240 degrés en un liquide jaune qui fournit une masse vitreuse par le refroidissement. La solution aqueuse précipite le sous-acétate de plomb ; le précipité se dissout dans l'eau bouillante et se dépose de nouveau par le refroidissement. Il s'effleurit vite à l'air. Il fournit comme le sel α une combinaison avec l'aniline ; ce composé donne à la distillation du phénol ainsi que de l'acide phénylsulfurique.

Avec le chlorure de benzoyle, les choses se passent tout autrement qu'avec le sel α. Si on traite à 150 degrés, toujours d'après MM. Engelhardt et Latschinow, ce sel par du chlorure de benzoyle, on obtient un composé pâteux renfermant, après refroidissement, une combinaison neutre qu'on retire en lavant à l'eau pour décomposer l'excès de chlorure, puis à la potasse pour enlever l'acide benzoïque formé, et en agitant ensuite le liquide avec de l'éther. Celui-ci étant évaporé, laisse une huile rougeâtre insoluble dans l'eau et la potasse. La potasse alcoolique le décompose en acide benzoïque et en un acide sulfoconjugué. Ces auteurs n'ont pas analysé cette huile. M. Solommanoff qui a repris ces travaux a reconnu qu'elle renferme du soufre et qu'elle dépose, après quelque temps, des cristaux qui sont du benzoate de phényle $C^{12}H^{5}(C^{14}H^{5}O^{4})$. Il n'a pu en isoler d'autres corps bien définis.

Le *γ-oxyphénylsulfite de potasse* est le plus soluble. Il a pour formule $C^{12}H^{5}KO^{2},S^{2}O^{6}\times{}^{5}HO$. Il s'effleurit vite, cependant moins que le sel β ; il ne fond pas à 240 degrés. Le précipité blanc qu'il donne avec le sel basique de plomb est peu soluble dans l'eau bouillante. De même que le sel β, il donne avec le chlorure de benzoyle un sel, le *γ-benzoyloxyphénylsulfite de potasse*.

MM. Freund (1) et Menzner (2) ont obtenu tous les deux un sel de potasse ayant pour formule

$$C^{12}\,H^{5}\,KO^{2},\,S^{2}\,O^{6}+HO,$$

cristallisant en aiguilles blanches, brillantes. Ce sel, d'après les caractères qu'ils lui donnent, semblerait être identique avec le sel α de M. Solommanoff ; il en diffère cependant par HO.

Quant au sel que j'ai obtenu, il est cristallisé en aiguilles blanches, brillantes, inodores, à saveur salée. Il

(1) *Ann. der chim. und pharm.*, t. CXX, p. 274.
(2) *Ann. der chim. und pharm.*, t. CXLIII, p. 175.

est inaltérable au contact de l'air, soluble dans l'eau et l'alcool, plus à chaud qu'à froid.

L'eau en dissout à 15 degrés 23,01 0/0 et à 100 degrés 73,65 0/0. Sa solubilité dans l'alcool est bien plus faible, car ce véhicule n'en dissout à 15 degrés que 0,512 0/0. Sa solution dans l'eau rougit le papier de tournesol. Il a été préparé en saturant de l'acide oxyphénylsulfureux par du carbonate de potasse.

Il est anhydre ; chauffé, même à 220 degrés, il ne perd pas de son poids; au-dessus de cette température il fond en se décomposant.

Avec le sous-acétate de plomb sa solution me donne un précipité insoluble dans l'eau bouillante.

Ces caractères me font penser qu'il correspond à l'α-oxyphénylsulfite de M. Solommanoff.

J'y ai dosé la potasse par le procédé suivant. Ayant pesé dans une capsule un certain poids du sel, je l'ai chauffé au rouge de façon à détruire la matière organique, mais cependant en évitant le plus possible de brûler le charbon pour ne pas transformer le sulfate de potasse en sulfure. J'ai laissé refroidir, puis ai arrosé avec un mélange d'acides azotique et sulfurique. Après avoir chauffé doucement pour chasser l'excès d'acides, la capsule a été portée au rouge (j'ai eu soin d'ajouter un peu de carbonate d'ammoniaque afin de transformer en sulfate neutre le bisulfate de potasse formé). La matière n'étant pas très-blanche, j'ai recommencé une seconde fois cette opération. La capsule a été alors portée sous un dessiccateur pour la laisser refroidir et ensuite pesée. Connaissant son poids lorsqu'elle était vide, j'obtins ainsi celui du sulfate formé. — J'ai fait trois analyses; les résultats ont été les suivants :

Poids du sel employé	Poids du sulfate de potasse trouvé	Poids du sulfate de potasse théorique
1,306	0,533	0,536
1,540	0,630	0,632
1,624	0,668	0,667

En prenant la moyenne de ces trois opérations, l'erreur est de 0,09 pour 100 en adoptant la formule $C^{12}H^{5}KO^{2},S^{2}O^{6}$. Elle est donc exacte.

Oxyphénylsulfite de soude, $C^{12}H^{5}NaO^{2},S^{2}O^{6}+4HO$. —Il cristallise en prismes droits à base carrée souvent terminés par une pyramide quadrangulaire, incolores, inodores ; sa saveur est alcaline. Il n'est pas efflorescent au contact de l'air. Omar Guy (1) a préparé un sel de soude auquel il donne une légère teinte d'œillet et une odeur rappelant celle de l'acide phénique. Cela ne tient sûrement qu'à ce que son sel n'était pas pur.

Il est soluble dans l'eau, l'alcool. L'eau à 15 degrés en dissout 18 gr. 877 0/0, tandis que l'alcool à 90 degrés n'en dissout que 1 gr. 100. Sa solution aqueuse rougit le papier bleu de tournesol.

Chauffé à 150 degrés il s'effleurit en perdant 4 équivalents d'eau, ainsi que le montre le calcul suivant :

1 gr. 440 de sel ont perdu 0,224. La théorie indique une perte x donnée par la formule :

$$\frac{232,04}{36} = \frac{1,440}{x};$$

d'où $x = 0,2234$.

Chauffé vers 200 degrés, le sel se décompose et repris

(1) *Am. Journ. of pharm.*, t. xlii, p. 209,

par l'eau, la solution obtenue précipite le chlorure de baryum et l'azotate de baryte.

Il a été préparé, comme le sel de potasse, en saturant une solution d'acide oxyphénylsulfureux par du carbonate de soude. L'analyse de ce sel m'a donné les résultats suivants pour la soude ; elle a été pesée à l'état de sulfate. La méthode suivie est celle qui a été indiquée pour le sel de potasse.

Poids du sel employé :	Poids de sulfate de soude trouvé :	Poids de sulfate de soude théorique :
1,235	0,3765	0,378
1,500	0,457	0,459
1,153	0,353	0,3529

En prenant la moyenne de ces trois analyses, on trouve une différence de 0,20 0/0.

Oxyphénylsulfite d'ammoniaque, $C^{12}H^{5}AzH^{4}O^{2},S^{2}O^{6}$. — Le sel d'ammoniaque cristallise en prismes droits à base rectangulaire. Il est incolore, inodore, sa saveur est fraîche comme celle des sels ammoniacaux. Il est anhydre, est soluble dans l'eau et l'alcool.

Il a été préparé en saturant de l'acide oxyphénylsulfureux par du gaz ammoniac.

Pour doser l'ammoniaque contenue dans le sel, j'ai chauffé au rouge un certain poids de ce dernier avec de la chaux sodée. J'ai fait passer les gaz provenant de la calcination dans un tube à boules de Liebig contenant de l'acide sulfurique titré. En calculant au moyen d'une liqueur alcaline titrée la quantité d'acide sulfurique restée libre, j'en ai déduit celle qui avait été saturée par l'ammoniaque et par suite le poids de ce gaz.

Dans une première opération, j'ai opéré sur 1 gr. 224 de sel. Ma solution acide contenait 0 gr. 50 de SO^3HO. La décomposition étant terminée, il m'a fallu 4 c.c. 7 d'une solution de soude dont 10 c.c. correspondaient à 0,407 de SO^3HO. Il était donc resté 0 gr. 19129 de SO^3HO libre. Il y en avait donc eu 0,30871 de saturé.

J'avais alors la proportion :

$$\frac{49 \text{ de } SO^3HO}{14 \text{ d'Az}} = \frac{0,30871}{x}$$

d'où

$$x = 0,0882$$

La quantité x d'Az contenue dans 1 gr. 224 de sel, en admettant la formule $C^{12}H^5AzH^4O^2,S^2O^6$ est donnée par l'équation :

$$\frac{191}{14} = \frac{1,224}{x};$$

d'où

$$x = 0,0890$$

La différence est donc de 0 gr. 0008.

Dans une seconde opération, j'ai opéré sur 1 gr. 500. Il m'a fallu 2 cc. 9 de solution alcaline pour saturer l'acide resté libre. Il y en avait donc 0 gr. 11803, et par suite il y en avait eu 0,50 — 0,11803 = 0,38197 de saturé. Cette quantité correspondait à un poids x d'Az donné par la proportion :

$$\frac{49}{14} = \frac{0,38197}{x};$$

d'où

$$x = 0,1091$$

La formule indiquée plus haut m'en indique un poids x' donné par l'équation :

$$\frac{191}{14} = \frac{1,500}{x'};$$

d'où $$x' = 0,1099$$

Dans ce dernier cas la différence est encore de 0,0008.

En prenant la moyenne de ces deux analyses, nous arrivons à une erreur de 0,066 0/0.

La formule de ce sel est donc bien celle que nous avons donnée plus haut.

M. Menzner donne la même.

OXYPHÉNYLSULFITE DE BARYTE, $C^{12}H^{5}BaO^{2},S^{2}O^{6}+4HO$. — Ce sel est cristallisé en prismes droits à base rhombe. Il est incolore, inodore ; sa saveur est un peu caustique. Il est soluble dans l'eau et l'alcool, mais très-peu dans ce dernier liquide.

Il contient 4 équivalents d'eau de cristallisation qu'il perd complétement à 150 degrés. MM. Menzner et Freund n'en indiquent que 3. Celui que j'ai obtenu en contient bien 4 d'après les dosages suivants :

Dans une première analyse j'ai opéré sur 0 gr.6095 de sel. Chauffé à 150 degrés jusqu'à ce que j'arrive à obtenir un poids constant, il avait perdu 0 gr. 081.

La formule $C^{12}H^{5}Ba^{2}O,S^{2}O^{6}+4HO$ m'indique une perte x d'eau donnée par la proportion

$$\frac{277,5}{36} = \frac{0,6095}{x};$$

d'où $$x = 0,07907$$

la différence est de 0,00193.

Dans un autre dosage, en opérant sur 2,099 de sel j'ai obtenu une perte d'eau de 0,273. L'équation

$$\frac{277,5}{36} = \frac{2,099}{x'}$$

m'indique que cette perte aurait dû être de

$$x' = 0,272$$

Il y a 0,001 de différence entre le résultat de l'analyse et la quantité théorique.

Je puis donc affirmer que le sel que j'ai obtenu renferme bien 4 équivalents d'eau de cristallisation.

J'ai préparé le sel de baryte en saturant l'acide oxyphénylsulfureux par du carbonate de baryte, filtrant pour séparer le sulfate insoluble formé et évaporant. On pourrait, au lieu de se servir d'acide oxyphénylsulfureux pur, saturer directement par le carbonate de baryte l'acide impur résultant du mélange de l'acide phénique avec l'acide sulfurique, après l'avoir étendu de 5 ou 6 fois son volume d'eau. Il serait bon, dans ce dernier cas, de chauffer légèrement afin d'achever la saturation.

Laurent indique, afin d'avoir ce sel plus pur, de le reprendre par l'alcool. Ce procédé ne vaut rien par suite de la faible solubilité de ce sel dans ce liquide. En le reprenant simplement par l'eau distillée, on obtient par une seconde cristallisation un sel très-pur.

Ce sel peut servir à préparer, par double décomposition, un certain nombre d'oxyphénylsulfites en se servant des sulfates correspondants.

On peut encore l'employer pour obtenir l'acide oxyphénylsulfureux. Il n'y a dans ce cas qu'à le décomposer par l'acide sulfurique, ainsi que nous l'avons vu plus haut.

Le dosage de la quantité de baryte contenue dans ce sel a été fait en le transformant en sulfate de baryte par le même procédé que pour l'oxyphénylsulfite de potasse. J'ai obtenu :

Pour 3 gr. 831 de sel	1 gr. 607 de sulfate
— 3 gr. 680	1 gr. 5398 —
— 2 gr. 580	1 gr. 090 —

En adoptant la formule $C^{12} H^5 BaO^2, S^2 O^6 + 4 HO$, dont l'équivalent est 277,5, l'équation suivante dans laquelle a représente le poids d'oxyphénylsulfite employé et x le poids de sulfate de baryte

$$\frac{277,5}{116,5} = \frac{a}{x},$$

m'indique que j'aurais dû trouver dans le premier cas 1,609, dans le second 1,5456 et dans le troisième 1,093. Comme différence on obtient une moyenne de 0,10 pour 100 grammes de sel employé. Elle tient à ce que, malgré toutes les précautions, il se forme un peu de sulfure de platine.

Oxyphénylsulfites de chaux, $C^{12}H^5CaO^2,S^2O^6+4HO$ et $C^{12}H^5CaO^2,S^2O^6+6HO$. — M. Menzner indique un sel de chaux cristallisant avec 6 équivalents d'eau sous forme, dit-il, de petites feuilles cristallines, transparentes, peu solubles dans l'eau et l'alcool bouillants, ne perdant qu'imparfaitement son eau de cristallisation à 150 degrés. Le docteur A. B. Lyons (1) l'a obtenu sous forme rhomboédrique, mais n'en indique pas la formule.

En saturant l'acide oxyphénylsulfureux par du carbonate de chaux, outre le sel indiqué par M. Menzner, lequel cristallisa en premier lieu, j'en ai obtenu un autre différant par la forme et la quantité d'eau de cristallisation. Il cristallise sous forme d'aiguilles soyeuses. Ils sont tous les deux inodores, inaltérables à l'air et à la lumière.

Le sel cristallisant en tables rhomboïdales contient six équivalents d'eau de cristallisation.

Dans un premier dosage, en opérant sur 0 gr. 5325 de sel j'ai eu une perte d'eau de 0 gr. 1155 en chauffant à 130 degrés ; elle devait être de 0 gr. 1164 en admettant 6HO.

Dans un second dosage, j'ai trouvé que 0 gr. 716 de sel avaient perdu 0 gr. 158 après avoir été chauffés à la même température. Cette perte aurait dû être de 0 gr. 157.

Pour doser la chaux contenue dans cet oxyphénylsulfite, j'ai opéré comme pour le dosage de la baryte, c'est-à-dire que j'ai transformé le sel en sulfate de chaux.

Dans une première analyse 1 gr. 105 de sel m'ont donné 0 gr. 3040 de sulfate de chaux ; l'équation suivante dans laquelle 247 est l'équivalent de l'oxyphénylsulfite de chaux, en admettant la formule $C^{12} H^{5} CaO^{2}$, $S^{2} O^{6} + 6 HO$, et 68 celui du sulfate de chaux, me montre que j'aurais dû en trouver un poids x égal à 0 gr. 3042.

(1) *Am. Journ. of pharm.*, t. XLII, p. 508.

$$\frac{1,105}{x} = \frac{247}{68};$$

d'où $x = 0,3042$

Dans une seconde analyse, pour 1 gr. 324 de sel, j'ai obtenu 0 gr. 362; la théorie m'en indique un poids x donné par la proportion.

$$\frac{1,324}{x} = \frac{247}{68};$$

d'où $x = 0,3645$

Je trouve donc, en prenant la moyenne, une différence de 0,18 0/0 de sel.

Quant au sel cristallisé en aiguilles, il contient quatre équivalents d'eau de cristallisation; de plus il les perd complétement à 100 degrés. Cela résulte des deux dosages suivants : 0 gr. 484 ont perdu 0 gr. 077, tandis qu'ils n'auraient dû perdre que 0 gr. 0760, et 0 gr. 954 ont éprouvé une perte de 0 gr. 150 au lieu de 0 gr. 149.

La différence est donc bien minime.

Ce sel contient comme le précédent un équivalent de chaux. Dans un premier essai 1 gr. 545 m'ont donné 0 gr. 4515 de sulfate au lieu de 0 gr. 454 indiqués par la formule $C^{12} H^{5} CaO^{2}, S^{2} O^{6} + 4 HO$, et dans un second, avec 1 gr. 382, j'en ai obtenu 0 gr. 409 au lieu de 0 gr. 410. L'approximation est donc de 0,136 0/0.

D'après ce que nous avons dit plus haut, M. Menzner a obtenu le sel cristallisant avec 6 équivalents d'eau, tandis que celui obtenu par le Dr A. B. Lyons paraît se rapporter au sel à 4HO.

Lorsque j'ai voulu préparer l'oxyphénylsulfite de chaux en saturant l'acide oxyphénylsulfureux par du carbonate de chaux je n'ai pu obtenir qu'une seule fois ce sel à 4HO : il s'était déposé le premier et les eaux mères m'ont donné le sel à 6HO ; toutes les autres fois je n'ai obtenu que le sel aiguillé.

Oxyphénylsulfite de magnésie, $C^{12}H^{5}MgO^{2},S^{2}O^{6}+7HO$. — Ce sel cristallise en prismes rhomboïdaux obliques. Il est incolore, inodore, soluble dans l'eau, peu dans l'alcool. Il est hydraté ainsi que l'indique sa formule ; il ne s'effleurit pas au contact de l'air. Lorsqu'on le chauffe, même à 150°, on ne peut lui faire perdre que 6 équivalents d'eau. M. Menzner cependant avance qu'il perd toute son eau de cristallisation à 125 degrés. On le prépare en saturant de l'acide oxyphénylsulfureux soit par de la magnésie, soit par du carbonate de cette base. Il cristallise facilement et en beaux cristaux.

J'ai dosé à l'état de MgO la magnésie qui y était contenue; pour cela, j'ai pesé dans une capsule de platine un certain poids de mon sel; je l'ai calciné jusqu'à ce que le résidu soit parfaitement blanc. Dans un premier essai 0 gr. 8235 de sel m'ont donné 0 gr. 0685 de magnésie au lieu de 0 gr. 0664 indiqués par la formule $C^{12}H^{5}MgO^{2},S^{2}O^{6}+7HO$, et dans un second, avec 1 gr. 355, j'ai obtenu 0 gr. 106 au lieu de 0 gr. 109. En prenant la moyenne, l'écart est de 0,41 0/0 de sel.

Oxyphénylsulfite de zinc, $C^{12}H^{5}ZnO^{2},S^{2}O^{6}+8HO$. — Ce sel comme celui de magnésie cristallise en prismes rhomboïdaux obliques. Il est incolore, inodore, inaltérable à la lumière, a une saveur styptique analogue à celle du sulfate correspondant. Il est soluble dans l'eau, l'alcool. La lumière ne l'altère pas.

Il est hydraté et n'est pas efflorescent au contact de l'air. M. Menzner indique un sel à 7 équivalents d'eau; celui que j'ai obtenu en possède 8 ainsi qu'il ressort des calculs suivants : 3 gr. 859 chauffés à 130 degrés ont éprouvé une perte de 1 gr. : 8HO en indiquent une de 1 gr. 001. Dans un autre essai, 2 gr. 033 ont perdu 0 gr. 525 ; la perte aurait dû être de 0 gr. 527.

Enfin dans un dernier dosage, j'ai trouvé une perte de 0 gr. 4855 pour 1 gr. 8995 de sel ; j'aurais dû trouver 0 gr. 486 en admettant les 8 équivalents d'eau.

Pour doser le zinc contenu dans l'oxyphénylsulfite, j'ai pesé 5 gr. 0155 de sel et les ai fait dissoudre dans de l'eau distillée de façon à avoir 500 cc de liqueur. J'ai pris 3 vases et ai versé dans chacun d'eux 100 cc de la solution. Après avoir porté le liquide à l'ébullition, j'ai ajouté peu à peu, afin de ne pas l'interrompre, une solution de carbonate de soude ; tout le zinc se trouva précipité à l'état d'hydrocarbonate. Après avoir laissé reposer le mélange, j'ai décanté la liqueur claire sur un petit filtre lavé à l'acide chlorhydrique et ai fait bouillir le précipité avec de nouvelle eau. Je recommençai trois fois la même opération. L'hydrocarbonate de zinc fut alors jeté sur le filtre et lavé une dernière fois à l'eau bouillante. Après l'avoir fait sécher, j'ai séparé autant que possible le précipité du filtre, ai humecté ce dernier avec une solution d'azotate d'ammoniaque et l'ai fait sécher. Je l'ai alors incinéré et y ai ensuite ajouté le précipité d'hydrocarbonate, afin de le transformer en oxyde de zinc. Mes trois dosages m'ont donné les poids suivants d'oxyde de zinc : 0 gr. 140, 0 gr. 140, 0 gr. 142. La formule $C^{12}H^{5}ZnO^{4},S^{2}O^{6}+8HO$ indique 0 gr. 146. La différence qui existe entre les quantités trouvées et celle indiquée par la théorie, tient évidemment à ce que malgré toutes les précautions, un peu d'oxyde de zinc fut réduit par le charbon du filtre ; par suite, une petite quantité de zinc se volatilisa.

Pour préparer l'oxyphénylsulfite de zinc on peut suivre plusieurs procédés :

1° Saturer de l'acide oxyphénylsulfureux par de l'oxyde ou du carbonate de zinc.

2° Décomposer l'eau en présence de l'acide oxyphénylsulfureux par de la grenaille de zinc.

3° Décomposer de l'oxyphénylsulfite de plomb par du zinc.

Ces trois procédés sont également commodes et donnent des produits identiques.

OXYPHÉNYLSULFITES DE FER. — L'acide oxyphénylsulfureux forme avec le fer deux composés : l'un d'eux est un sel ferreux et l'autre un sel ferrique.

1° OXYPHÉNYLSULFITE DE PROTOXYDE DE FER, $C^{12}H^{5}FeO^{2},S^{2}O^{6}+7HO$. — Ce sel est vert, inodore, possède une saveur atramentaire, cristallise en tables rhomboïdales. Il est soluble dans l'eau, l'alcool. Lorsqu'on l'abandonne au contact de l'air, il prend une teinte jaune ocreuse. Sa solution exposée à l'air ne tarde pas à devenir violette et cette couleur se fonce de plus en plus. Cet effet est dû à l'action de l'oxygène atmosphérique, aussi elle est plus rapide si l'on y fait passer un courant d'air pendant quelque temps ou si l'on traite la solution par un agent oxydant comme l'oxyde puce de plomb, le chlore. Dans ces deux derniers cas, comme l'oxydant est très-énergique, la solution, au lieu de prendre une couleur violette, se colore en rouge violacé et même, lorsque tout l'oxyphénylsulfite est transformé en persel, ce dont on est averti à ce que l'on n'obtient plus de précipité avec le ferricyanure de potassium, elle est d'un beau rouge vineux. Je n'ai pu, au moyen d'un courant d'air prolongé même pendant 48 heures, oxyder complétement le protosel.

Ce sel de fer est hydraté. Il contient 7 équivalents d'eau, mais il n'en perd que 6; le septième ne se dégage que lorsque l'oxyphénylsulfite commence à se décomposer. Cela ressort du dosage suivant : 3 gr. 146 chauffés à 120° ont perdu 0 gr. 680; à 150° la perte n'a pas été plus considérable. En admettant, 6HO elle aurait dû être de 0 gr. 682. La différence est donc bien minime. Nous avons indiqué un sel, l'oxyphénylsulfite de magnésie, qui, quoique possédant 7 équivalents d'eau, n'en perdait que 6 sans décomposition.

Pour préparer l'oxyphénylsulfite de protoxyde de fer on peut employer deux procédés :

1° On prend de la tournure de fer pur ou des pointes de Paris, on y verse une solution d'acide oxyphénylsulfureux et l'on chauffe doucement de façon à faciliter la réaction. Lorsqu'il n'y a plus de dégagement de gaz, on concentre le plus rapidement possible la solution et lorsqu'elle est susceptible de cristalliser on la filtre pour séparer l'excès de fer. Il faut avoir soin de laver préalablement le filtre et la capsule avec de l'eau aiguisée d'acide oxyphénylsulfureux afin d'éviter, autant que possible, l'oxydation de la solution pendant la filtration ; il est difficile de l'empêcher complétement, car, pendant le refroidissement, elle prend une légère teinte violette. Il faudrait pour cela opérer à l'abri du contact de l'air, dans un courant d'hydrogène par exemple, mais cela est inutile, car les cristaux qui se forment, même au milieu d'une solution violette, sont verts. Ceux que l'on obtient par une première cristallisation sont petits, agglomérés les uns contre les autres et de plus, se séchant difficilement, se colorent rapidement en violet; aussi est-il bon de les reprendre par de l'eau distillée bouillie et de les faire recristalliser. Aussitôt qu'ils sont secs, il faut les enfermer dans un flacon bien bouché.

2° Le second procédé consiste à décomposer une solution de sulfate de protoxyde de fer par une autre d'oxyphénylsulfite de baryte. Il se forme du sulfate de baryte qui se précipite et de l'oxyphénylsulfite de protoxyde de fer qui reste en solution.

Ce procédé a un inconvénient, c'est que, comme le sulfate de fer contient toujours un peu de persel, quoique se servant d'eau bouillie pour faire les dissolutions, on n'obtient jamais une solution verte, mais une solution violette et même d'un violet assez foncé. Les cristaux qui se déposent sont par suite souillés par une eau mère colorée et il n'y a qu'en les faisant cristalliser trois ou quatre fois qu'on peut les obtenir parfaitement verts. On peut, il est vrai, décolorer une pareille solution au moyen de l'hydrogène naissant, c'est-à-dire en y mettant un peu d'acide oxyphénylsulfureux et quelques pointes de Paris, ou bien en y faisant passer un courant d'hydrogène sulfuré.

Pour doser le fer contenu dans ce sel, le procédé qui m'a paru le plus convenable est celui qui est basé sur la peroxydation du protoxyde de fer au moyen de l'acide chlorhydrique et du chlorate de potasse, et la précipitation au moyen de l'ammoniaque. Voici comment j'ai opéré : j'ai fait dissoudre 7 gr. 015 de sel dans de l'eau distillée et j'y ai versé de l'acide chlorhydrique. J'ai chauffé le mélange et, lorsqu'il a été arrivé à l'ébullition, j'y ai ajouté peu à peu du chlorate de potasse. Lorsque le liquide fut devenu parfaitement jaune et eut une odeur de chlore très-prononcée, j'ai laissé refroidir et ensuite ai filtré. Le filtre et le précipité furent parfaitement lavés ; j'ai opéré de façon à avoir 1000 cc. de liqueur.

J'ai pris trois vases à précipité et ai versé dans chacun d'eux 150 cc. du liquide; j'y ai ajouté de l'ammoniaque en excès et ai laissé reposer pendant 12 heures. Le précipité de sesquioxyde, après avoir été séparé au moyen d'un petit filtre et bien lavé à l'eau chaude, fut séché et calciné (le filtre le fut à part).

J'obtins les résultats suivants :

0 gr. 158 0 gr. 157 0 gr. 1575

Ayant opéré sur 1 gr. 05225 de sel de fer chaque fois, je devais trouver, l'équivalent du sel de protoxyde avec 7HO étant 264 et celui du peroxyde de fer de 80, un poids x donné par l'équation suivante :

$$\frac{528}{80} = \frac{1,05225}{x};$$

d'où $$x = 0,159.$$

2° OXYPHÉNYLSULFITE FERRIQUE. — Nous venons de voir que lorsque l'on abandonne au contact de l'air une solution d'oxyphénylsulfite de protoxyde de fer, elle ne tarde pas à prendre une teinte violette. D'autre part, les agents oxydants amenant aussitôt cette coloration et même l'accentuant davantage, il était présumable qu'il existait un oxyphénylsulfite plus oxydé que le précédent. J'ai alors pensé à le préparer directement par double décomposition au moyen du sulfate ferrique et de l'oxyphénylsulfite de baryte, ou bien en saturant de l'acide oxyphénylsulfureux par de l'hydrate ferrique. J'ai, dans l'un comme dans l'autre cas, obtenu une solution d'un rouge violacé très-intense. Cette solution concentrée, puis abandonnée au refroidissement afin de la faire cristalliser, a laissé déposer des cristaux ayant la même forme que ceux du protosel, mais qui, au lieu d'être verts, étaient jaunes. Comme ils étaient souillés par l'eau mère, je les ai repris par l'eau et les ai fait recristalliser : leur teinte devint un peu moins foncée. J'ai recommencé une troisième fois la même opération et je vis la couleur des nouveaux cristaux se rapprocher du vert. Pendant ces manipulations il s'est passé un fait qui mérite d'être signalé et qui pourrait expliquer ces phénomènes. Lorsque je vins à reprendre par l'eau distillée les cristaux formés en premier lieu et que je chauffai afin de concentrer la solution, quoique ne la faisant pas bouillir, je remarquai qu'il s'était déposé au sein du liquide et sur les parois de la capsule un précipité d'oxyphénylsulfite de fer basique. Si on vient à le séparer par le filtre et à chauffer de nouveau la solution, elle reste claire. Vient-on, après avoir dissous dans l'eau les cristaux qu'elle a abandonnés, à soumettre la dissolution à l'action de la chaleur, on remarque le même dépôt. Cela se reproduit aussi souvent que l'on recommence l'opération. En outre, la liqueur primitive qui, au moment où elle venait d'être préparée, ne précipitait pas par le ferricyanure de potassium, ne tarde pas à donner le précipité de bleu de Prusse caractéristique des protosels; les cristaux qu'elle a fournis le donnent aussi.

J'ai dosé, par le procédé indiqué au sujet de protosel, le fer contenu dans deux sels obtenus successivement avec la même solution ; l'un d'eux, celui qui a été obtenu en premier lieu, est bien plus jaune que le second : en en prenant 1 gr. 2032, j'ai obtenu 0 gr. 183 de Fe^2O^3 ; 1 gr. 103 de l'autre m'ont donné 0 gr. 165 de peroxyde et par suite 1 gr. 2032 m'en auraient donné 0 gr. 180 : la quantité de fer y est donc un peu plus faible; mais si l'on vient à rapprocher ces deux quantités de celle qui donnerait le même poids, c'est-à-dire 1 gr. 2032 de sel de protoxyde, on voit aussitôt que ces cristaux ne sont autre chose que de l'oxyphénylsulfite de protoxyde de fer coloré par une matière étrangère : on aurait dans ce cas 0 gr. 182.

J'ai dosé dans ces cristaux l'eau de cristallisation ; j'ai trouvé que, comme pour le protosel, 6 équivalents partaient à 120°.

Donc en résumé :

1° Lorsqu'on vient à évaporer une solution d'oxyphénylsulfite ferrique, elle se réduit facilement ; il se dépose de l'oxyphénylsulfite basique et de l'oxyphénylsulfite de protoxyde de fer cristallise.

2° Si l'on redissout dans l'eau distillée ces cristaux, la solution prend aussitôt une coloration violette, ce qui indique une peroxydation, et les phénomènes précédents se reproduisent.

3° C'est bien un protosel qui cristallise ; en effet la solution donne par l'ammoniaque un précipité verdâtre devenant ocreux à l'air, par le ferricyanure du bleu de Prusse et par l'analyse on trouve une quantité de fer correspondant à celle que la théorie indique pour l'oxyphénylsulfite de protoxyde.

N'ayant pu obtenir le sel ferrique par aucun des deux procédés indiqués plus haut, et cependant étant certain de son existence, j'ai pensé à le préparer en faisant passer un courant de chlore dans une solution de protosel jusqu'à ce que le ferricyanure ne donnât plus de précipité. Une fois ce résultat atteint, j'ai saturé l'acide chlorhydrique formé par du carbonate d'argent et j'ai filtré. (Il faut avoir soin, dans cette opération, de n'ajouter que la quantité de carbonate nécessaire pour saturer l'acide; autrement il se précipiterait du carbonate de fer et il se formerait de l'oxyphénylsulfite d'argent.) La liqueur filtrée est évaporée au bain-marie : elle ne donne aucun dépôt. Lorsqu'elle fut suffisamment concentrée, je la plaçai sous une cloche en présence de l'acide sulfurique. J'obtins ainsi un produit amorphe, d'un noir violacé très-intense, lequel est complétement soluble dans l'eau, l'alcool, en donnant à ces liquides une belle couleur rouge violacée et dont la solution précipite un jaune rougeâtre par l'ammoniaque.

Le prussiate rouge donne cependant un précipité bleu. Cela peut tenir à ce qu'une petite quantité du persel a été réduite à l'état de protosel. Le nitrate d'argent ne donne pas de précipité de chlorure d'argent.

Je n'ai pas eu le temps de faire l'analyse de ce produit. Je me propose de la faire d'ici peu.

OXYPHÉNYLSULFITE DE MANGANÈSE, $C^{12}H^{5}MnO^{2},S^{2}O^{6}+7HO$. — M. Menzner a préparé ce sel et lui donne la formule indiquée plus haut. Ce sont, dit-il, des prismes d'un rouge pâle, solubles dans l'eau, l'alcool. Il perd son eau de cristallisation à 130 degrés.

Oxyphénylsulfite de nickel, $C^{12}H^5NiO^2,S^2O^6+8HO$. — M. Freund qui l'a préparé le décrit sous forme de cristaux d'un beau vert émeraude.

Oxyphénylsulfite de cobalt, $C^{12}H^5CoO^2,S^2O^6+8HO$. — C'est encore M. Freund qui l'a obtenu pour la première fois. Il constitue de beaux cristaux solubles dans l'eau, l'alcool, de la couleur du sulfate de cobalt. Ils sont inaltérables à l'air.

Oxyphénylsulfites de plomb. — L'acide oxyphénylsulfureux forme deux combinaisons avec l'oxyde de plomb, l'une d'elles est neutre et l'autre basique.

1° Oxyphénylsulfite neutre de plomb, $C^{12}H^5PbO^2$, S^2O^6+2HO. — Ce sel cristallise en aiguilles soyeuses solubles dans l'eau et l'alcool. La saveur est celle des sels de plomb. Il est inaltérable au contact de l'air à la température ordinaire. Si on vient à le chauffer à 130 degrés il perd toute son eau de cristallisation ; dans un cas 1 gr. 955 de sel ont perdu 0 gr. 120, ce qui est conforme à la théorie, et dans un autre 1 gr. 523 ont subi une perte de 0 gr. 093 au lieu de 0 gr. 0928. A une température plus élevée le sel se décompose.

M. Menzner a préparé un sel de plomb qui, comme le mien, cristallise en aiguilles d'un blanc satiné, solubles dans l'eau et l'alcool, mais qui possède, dit-il, 5HO dont 3 s'en vont à 130°. A une température supérieure son sel se décompose.

On peut préparer cet oxyphénylsulfite soit en saturant de l'acide oxyphénylsulfureux pur par de l'oxyde ou du carbonate de plomb, soit en saturant directement l'acide impur (c'est-à-dire celui qui provient de l'action de l'acide sulfurique sur l'acide phénique) étendu de 6 à 7 fois son volume d'eau par du carbonate de plomb, filtrant pour séparer le sulfate formé et évaporant.

Si au lieu d'opérer la saturation à la température ordinaire on chauffait le mélange de façon à le faire bouillir, outre ce composé neutre on obtiendrait le composé basique dont nous parlerons tout à l'heure, lequel, étant beaucoup moins soluble, se déposerait par refroidissement.

J'ai dosé à l'état de sulfate le plomb contenu dans ce sel. Pour y arriver, j'ai pesé un certain poids de mon produit dans une capsule de porcelaine et l'ai chauffé pour le décomposer. Après avoir laissé refroidir, j'ai arrosé avec un mélange d'acides nitrique et sulfurique de façon à transformer en sulfate la partie qui avait été réduite et j'ai calciné de nouveau. Cette opération a été recommencée une nouvelle fois.

J'ai fait trois dosages :

	1°	2°	3°
Poids de sel employé :	0 gr. 522	1 gr. 2705	2 gr. 066
— du sulfate de plomb trouvé :	0 gr. 269	0 gr. 652	1 gr. 068
— ——— théorique :	0 gr. 2669	0 gr. 6491	1 gr. 063

On peut donc admettre la formule donnée plus haut.

2° Oxyphénylsulfite basique de plomb, $C^{12}H^5PbO^2S^2O^6,5HO+PbO$. — Ce sel cristallise en paillettes incolores. Il est peu soluble dans l'eau, encore moins dans l'alcool. L'eau bouillante en dissout davantage.

Le nitrate de baryte ne précipite pas sa solution.

Il contient 5HO qu'il perd complétement à 120 degrés.

Le dosage de cette eau m'a donné les résultats suivants :

	1re exp.	2e exp.
Poids du sel employé :	2 gr. 247	2 gr. 015
Perte éprouvée :	0 gr. 231	0 gr. 210
Perte théorique en admettant 5HO :	0 gr. 233	0 gr. 209

Lorsqu'on vient à chauffer ce sel au-dessus de 120 degrés, il ne se comporte pas comme les autres oxyphénylsulfites : vers 150 degrés il devient jaune citron et, si on continue à élever la température de manière à le décomposer, il devient incandescent sur un de ses points ; l'incandescence se propage au reste de la masse, mais sans dégager de vapeurs inflammables comme cela a lieu d'habitude. Cela tient évidemment à ce que la proportion de matières organiques y est moins considérable.

Nous avons vu tout à l'heure que, si l'acide oxyphénylsulfureux impur était saturé non pas à froid mais à chaud par du carbonate de plomb, en filtrant le liquide encore chaud pour séparer le sulfate formé, par le refroidissement il se déposait des cristaux d'oxyphénylsulfite basique.

Si au lieu d'étendre l'acide impur de six à sept fois son volume d'eau distillée, on n'en ajoute que deux à trois fois son volume, la température s'élève vers 60 à 70 degrés et, la saturation terminée, le liquide abandonne en se refroidissant des cristaux de sel basique.

Le plomb y a été dosé au moyen du procédé indiqué pour le sel neutre. J'ai fait quatre dosages qui m'ont donné les résultats suivants :

	1°	2°	3°	4°
Poids de sel employé :	0 gr. 866	1 gr. 361	1 gr. 115	1 gr. 510
— du sulfate de plomb trouvé :	0 gr. 606	0 gr. 953	0 gr. 780	1 gr. 054
— ——— théorique :	0 gr. 606	0 gr. 952	0 gr. 778	1 gr. 056

OXYPHÉNYLSULFITES DE CUIVRE $C^{12}H^5CuO^2,S^2O^6+6HO$ et $C^{12}H^5CuO^2,S^2O^6+10HO$. — Il existe plusieurs oxyphénylsulfites de cuivre ; ils ne diffèrent entre eux que par l'eau de cristallisation. Cette différence en amène une dans la couleur.

M. Lyons (1) annonce qu'en saturant de l'acide oxyphénylsulfureux par du carbonate de cuivre hydraté récemment précipité, on obtient des cristaux qui, lorsqu'ils sont volumineux, sont d'un beau bleu et forment des masses d'une grande beauté, mais qu'il est difficile d'obtenir isolés ; lorsqu'ils sont petits leur couleur est verte. Il n'en donne pas la formule.

M. Menzner (2) a obtenu ce sel sous forme de prismes rhombiques verts contenant 6HO dont 5 partent à 135° ; au delà, dit-il, le sel se décompose. Nous verrons tout à l'heure que les 6HO sont complétement chassés à 130° sans que le sel se décompose.

M. Schering (3) indique un oxyphénylsulfite de cuivre se présentant sous forme de beaux cristaux ressemblant à du sulfate de cuivre et contenant 20HO. Il n'indique pas le mode de préparation de ce sel.

Enfin, M. Freund (4) a préparé un sel de cuivre contenant des quantités variables d'eau de cristallisation ; il indique trois proportions d'eau différentes : 4HO, 6HO, 10HO. Les deux premiers sont, dit-il, inaltérables au contact de l'air, tandis que le dernier est efflorescent.

J'ai réussi à préparer deux de ces sels de cuivre : l'un

(1) *Am. Journ. of pharm.*, t. xlii, p. 508.
(2) *Ann. der chem. u. pharm.*, t. CXLIII, p. 175.
(3) *Archiv. der pharm.*, t. CXLIII, p. 27.
(4) *Répert. de chim. pure*, 1862, p. 274.

contient 6HO et est vert émeraude, l'autre en contient 10 et forme des cristaux d'un beau bleu.

Le premier cristallise dans le système clino-rhombique, il s'effleurit au contact de l'air en prenant une teinte blanche. Chauffé à 140° il perd toute son eau de cristallisation. L'analyse nous indique que 1gr.037 ont perdu 0 gr. 216 et que 0 gr. 924 en ont perdu 0 gr. 192; nous aurions dû trouver 0 gr. 217 dans le premier cas et 0 gr. 193 dans le second en admettant 6HO.

Pour doser le cuivre contenu dans ce sel, je l'ai transformé en oxyde de cuivre par la calcination et, afin de convertir en bioxyde l'oxyde qui aurait pu être réduit en protoxyde par le carbone, à la fin de l'opération j'ai ajouté un peu d'oxyde jaune de mercure dans ma capsule et j'ai recalciné.

J'ai fait trois dosages; les résultats ont été les suivants :

Poids du sel mis en expérience :	Poids du CuO trouvé :	Poids du CuO théorique :
1 gr. 0763	0 gr. 165	0 gr. 165
1 gr. 212	0 gr. 1854	0 gr. 186
1 gr. 440	0 gr. 221	0 gr. 221

La formule est donc $C^{12}H^{5}CuO^{2},S^{2}O^{6}+6HO$.

Le second sel de cuivre est bleu, il cristallise dans le même système et s'effleurit plus rapidement au contact de l'air. Comme le précédent il perd toute son eau de cristallisation à 140°, mais il fond avant. A cette température 2 gr. 349 ont perdu 0 gr. 819 et 1 gr. 425 0gr. 495. Le calcul, en admettant 10HO, indique 0gr. 819 pour le premier et 0 gr. 497 pour le second.

Le cuivre y a été dosé à l'état de CuO comme pour le sel précédent. Trois analyses m'ont donné les résultats suivants :

Poids du sel mis en expérience :	Poids de CuO trouvé :	Poids de CuO théorique :
3 gr. 045	0 gr. 410	0 gr. 410
2 gr. 832	0 gr. 381	0 gr. 381
2 gr. 924	0 gr. 390	0 gr. 391

Ce sel a donc pour formule $C^{12}H^{3}CuO^{2},S^{2}O^{6}+10HO$.

Pour préparer ces sels de cuivre on peut employer plusieurs procédés :

1° Saturer de l'acide oxyphénylsulfureux par du carbonate de cuivre récemment précipité. Nous avons indiqué plus haut, en parlant des oxyphénylsulfites en général, ce qui se passait lorsqu'on employait un excès de carbonate : la liqueur de bleue devient aussitôt vert jaunâtre ; une trace de carbonate, une fois la saturation de l'acide effectuée, est suffisante pour produire ce résultat ; vient-on à ajouter un peu d'acide, immédiatement la solution reprend sa couleur bleue.

2° Décomposer une solution d'oxyphénylsulfite de baryte par une de sulfate de cuivre. Dans ce dernier cas, la solution d'oxyphénylsulfite de cuivre est toujours vert jaunâtre.

OXYPHÉNYLSULFITE DE MERCURE. Lorsque dans une solution d'acide oxyphénylsulfureux on verse de l'oxyde jaune de mercure récemment précipité, ce dernier se dissout par l'agitation : on arrive à dissoudre une assez grande quantité de bioxyde et la liqueur peut devenir sirupeuse sans qu'il y ait trouble. Mais, vient-on à l'abandonner pendant quelques heures, ou continue-t-on à ajouter de l'oxyde, on voit se précipiter un corps blanc, floconneux. Si l'on filtre pour séparer ce composé et si l'on ajoute de nouvelle quantité de bioxyde, on les voit se dissoudre et un nouveau précipité se forme au bout de quelques instants. Vient-on à recommencer les mêmes opérations, jusqu'à ce que le liquide filtré ne veuille plus rien dissoudre, on observe les faits suivants :

1° Le liquide se colore en rose, et la coloration est d'autant plus intense que l'on a opéré un plus grand nombre de saturation.

2° Le précipité, d'abord incolore, se colore lui-même en rose et par la dessiccation prend une teinte violacée.

3° Lorsque de nouvelles quantités d'oxyde de mercure ne veulent plus se dissoudre, le liquide ne contient que la proportion de sel mercuriel correspondant à sa solubilité. Si, à ce moment, on vient à évaporer la solution soit au bain-marie, soit sous une cloche en présence de l'acide sulfurique, il se dépose au sein du liquide des flocons identiques aux précédents.

Lorsque, par un premier traitement, on est arrivé à ne plus pouvoir dissoudre d'oxyde de mercure, si l'on vient à filtrer pour séparer la quantité non combinée, en abandonnant la solution à elle-même ou en la chauffant, on voit le précipité floconneux dont nous avons parlé apparaître. Il fut séparé par le filtre, lavé et séché. Nous indiquerons un peu plus loin sa composition.

Le liquide filtré était acide, avait une saveur métallique très-intense ; il fut mis sous une cloche en présence de l'acide sulfurique : au bout d'un certain temps des aiguilles blanches se montrèrent sur les parois de la capsule ; il s'en forma aussi à la surface du liquide, mais, comme elles étaient très-petites et agglomérées les unes aux autres, il n'y eut que le microscope qui permit de reconnaître leur nature cristalline. Ces cristaux étaient très-solubles dans l'eau distillée, mais cependant il y avait toujours une certaine quantité du produit que l'on ne pouvait dissoudre; nous en donnerons l'explication un peu plus loin.

Ces faits m'ont porté à penser que l'acide oxyphénylsulfureux forme avec l'oxyde jaune de mercure un sel neutre, lequel ne tarde pas à se dédoubler en sel acide qui reste en solution et en sel basique qui, étant très-peu soluble, se précipite. On expliquerait ainsi la non-précipitation immédiate, la faculté que possède le liquide filtré de redissoudre une nouvelle quantité de bioxyde, et comment il se fait qu'après la filtration la liqueur, abandonnée à elle-même pendant plusieurs heures, laisse déposer des flocons de sel mercuriel. Ce dernier fait nous montre de plus que le sel neutre ne se dédouble pas entièrement au même moment, et il nous permet d'expliquer ce que nous avons signalé plus haut, c'est-à-dire la raison pour laquelle l'on ne peut dissoudre entièrement le produit que fournit la liqueur lorsqu'on la fait cristalliser sous une cloche en présence de l'acide sulfurique; la partie insoluble n'est autre chose que du sel basique provenant du dédoublement ultérieur du sel neutre resté en solution. Si on le sépare par le filtre, et si on l'examine au microscope, on le trouve formé par un produit amorphe.

J'ai fait l'analyse de ce sel acide, mais je ne suis pas arrivé à des résultats satisfaisants me permettant de lui donner une composition définie. La quantité de mercure trouvée est inférieure à celle que doit donner le composé amorphe, mais est supérieure à celle que donnerait un sel ayant pour formule $C^{12}H^{5}HgO^{2},S^{2}O^{6}$ (elle ne leur est cependant pas de beaucoup supérieure). Il est probable que cet excès de mercure tient à la présence d'une petite quantité de sel basique. Il aurait fallu reprendre le produit par l'eau distillée et le faire cristalliser de nouveau, mais j'en avais trop peu pour pouvoir le faire.

Je ne puis donc en donner la formule.

Quant au sel qui s'est déposé sous forme floconneuse, voici quels sont ses caractères. Il est blanc, amorphe, très-peu soluble dans l'eau, l'alcool, même à chaud, insoluble dans l'éther, le chloroforme. Chauffé à 130 degrés, il perd toute son eau de cristallisation ; il ne se décompose qu'au-dessus de 160 degrés.

Il contient 4HO, ainsi qu'il ressort de l'analyse suivante :

1 gr. 446 ont perdu 0 gr.992 et 1 gr. 384, 0 gr. 0952 : j'aurais dû trouver 0 gr. 991 dans le premier cas, et 0 gr. 0949 dans le second.

Le mercure a été dosé à l'état métallique. Pour y parvenir, j'ai décomposé mon sel dans un tube à analyse au moyen de la chaux sodée, et ai recueilli le mercure dans une petite ampoule disposée à la suite de l'appareil. J'ai fait 4 dosages (la quantité théorique a été calculée avec la formule $C^{12}H^{5}HgO^{2},S^{2}O^{6},HgO+4HO$).

Poids de matière employée :	Poids de mercure trouvé :	Poids de mercure théorique :
1 gr. 345	0 gr. 768	0 gr. 768
1 gr. 248	0 gr. 713	0 gr. 713
2 gr. 004	0 gr. 141	1 gr. 145
2 gr. 308	0 gr. 318	1 gr. 318

La formule de ce sel est donc bien celle qui est donnée.

Afin de voir s'il y avait toujours dédoublement du sel neutre, j'ai préparé l'oxyphénylsulfite de mercure par un autre procédé. J'ai, pour cela, décomposé une solution d'oxyphénylsulfite d'argent par du bichlorure de mercure. Le chlorure d'argent formé a été séparé par le filtre, et la solution chauffée au bain-marie. Pendant l'évaporation, il s'est de même précipité de l'oxyphénylsulfite basique de mercure, sous forme de flocons blancs, et, de plus, le liquide filtré jouissait de la propriété de dissoudre du bioxyde.

Nous pouvons donc conclure que, du moins dans les conditions où nous avons opéré, l'oxyphénylsulfite neutre de mercure est instable et se dédouble rapidement en sel acide restant en solution et en sel basique se précipitant.

Oxyphénylsulfite d'argent. — Ce sel a été préparé par Freund (1). Il est très-soluble, cristallise difficilement en mamelons qui, séchés sur l'acide sulfurique, deviennent anhydres. On le prépare au moyen de l'acide oxyphénylsulfureux et du carbonate d'argent. La solution ne se colore pas à la lumière.

Oxyphénylsulfite de quinine. — C. J. Rademaker (2) l'a préparé par double décomposition entre l'oxyphénylsulfite de plomb et le sulfate de quinine. Il ne put, dit-il, l'obtenir cristallisé par suite de l'état gélatineux d'une partie de la solution qui adhérait aux cristaux formés. Il le fit dissoudre dans de l'eau alcoolisée (3 p. d'eau pour 1 p. d'alcool), et le mit

(1) *Répert. de chim. pure*, 1862, p. 274.

(2) *Am. Journ. of pharm.*, t. xlii, p. 506.

de côté. Il obtint ainsi au bout de 4 à 5 semaines quelques cristaux, lesquels augmentèrent, de sorte qu'au bout de deux mois le tiers du sel était cristallisé. Les gros cristaux lui parurent être des prismes. Ce sel était complétement soluble dans l'eau, peu dans l'alcool et non déliquescent.

J'ai préparé ce sel, mais au lieu d'agir par double décomposition, j'ai saturé de l'acide oxyphénylsulfureux par de l'hydrate de quinine récemment précipité (le sel étant peu soluble dans l'eau, il faut opérer avec des solutions hydralcooliques). Si les proportions sont convenables, en abandonnant la solution à elle-même, l'alcool s'évaporant, il se forme des gouttelettes huileuses à la surface du liquide et sur les parois de la capsule, lesquelles finissent par tomber au fond. On obtient ainsi un liquide jaune, visqueux, d'une saveur très-amère. Si au lieu d'abandonner la solution à elle-même on la chauffe au bain-marie, afin de hâter l'évaporation, par le refroidissement il se dépose un liquide identique à celui dont nous venons de parler. Ce produit est l'oxyphénylsulfite de quinine, ainsi que le démontrent les réactifs.

Il est peu soluble dans l'eau froide, mais l'est beaucoup dans l'eau bouillante, ainsi que dans l'alcool. Il est insoluble dans l'éther, le chloroforme.

Si on vient à l'étaler sur des plaques de verre afin de le dessécher, le produit qui était d'abord transparent finit au bout de quelques semaines par devenir opaque: cette opacité est due à la formation de fines aiguilles blanches.

Que l'on vienne à reprendre l'oxyphénylsulfite de quinine par de l'eau alcoolisée ou par de l'alcool pur, par suite de l'évaporation même spontanée de l'alcool le même produit visqueux se reforme, ce qui exclut l'idée que j'avais eue primitivement que cet oxyphénylsulfite ne doit sa consistance visqueuse qu'à son manque d'eau d'hydration.

Ces faits viennent corroborer ceux annoncés par M. Rademaker.

Par suite de diverses circonstances je n'ai pu analyser ce produit; je me propose de le faire d'ici peu afin de terminer le travail.

J'ai fait quelques essais de préparation d'autres oxyphénylsulfites, et je me suis assuré de l'existence des suivants : bismuth, urée; mais la quantité que j'en ai obtenue ne m'a permis que d'en constater les caractères.

Le sel de bismuth avait été obtenu en chauffant au bain-marie de l'acide oxyphénylsulfureux avec du carbonate de bismuth et le sel d'urée au moyen du même acide et de l'urée.

Vu et approuvé :
M. BERTHELOT.

Vu et permis d'imprimer,
LE VICE-RECTEUR *de l'Académie de Paris,*
A. MOURIER.

PARIS-VAUGIRARD. — TYP. N. BLANPAIN, 7, RUE JEANNE

www.ingramcontent.com/pod-product-compliance
Ingram Content Group UK Ltd.
Pitfield, Milton Keynes, MK11 3LW, UK
UKHW012246240726
13966UKWH00004B/1324

9 782011 749307